实用西医师
中成药手册

儿科分册

主编 吴力群 王晓玲

SHIYONG
YISHI ZHONGCHENGYAO SHOUCE

U0127629

中国中医药出版社
·北 京·

图书在版编目（CIP）数据

实用西医师中成药手册·儿科分册/吴力群，王晓玲主编．
—北京：中国中医药出版社，2012.12
ISBN 978 - 7 - 5132 - 1147 - 5

Ⅰ.①实…　Ⅱ.①吴…　②王…　Ⅲ.①小儿疾病 - 中成
药 - 用药法 - 指南　Ⅳ.①R286 - 62

中国版本图书馆 CIP 数据核字（2012）第 216987 号

中 国 中 医 药 出 版 社 出 版
北京市朝阳区北三环东路 28 号易亨大厦 16 层
邮政编码　100013
传真　010 64405750
河北省欣航测绘院印刷厂印刷
各地新华书店经销
*
开本 850 × 1168　1/32　印张 10.25　字数 246 千字
2012 年 12 月第 1 版　2012 年 12 月第 1 次印刷
书　号　ISBN 978 - 7 - 5132 - 1147 - 5
*
定价　25.00 元
网址　www.cptcm.com

实用西医师中成药手册
儿科分册

编 委 会

主　编　吴力群　王晓玲
副主编　李金生　冯志毅
编　委　（按姓氏笔画排序）

卫　利	王文莉	王丽华	田　京
刘　菁	安俊丽	吴婷婷	张　伟
陈自佳	陈海鹏	黄晓琳	常　证
崔　娟	薛小娜	霍婧伟	

前　言

　　中医药是我国传统医药的重要组成部分，在中华民族繁衍生息的过程中起到了无法替代的作用。虽然历经了千百年的演变，但它依然是现代医疗体系中的重要一员。特别是中成药的使用，由于其具有简、便、廉、验的特点，应用尤为广泛，不但中医医师擅长应用，西医临床也经常应用其进行治疗，尤其是对于一些西药疗效欠佳或副作用较大但需长期用药的疾病，西医师往往会采用中成药进行治疗。

　　中成药（Traditional Chinese Medicine Patent Prescription）是以中草药为原料，经加工制成的具有各种不同剂型的中药制品，包括丸、散、膏、丹等各种剂型，随着科技的发展，也出现了胶囊、片剂、针剂、注射剂等新剂型。然而，中成药的组方配伍是在中医理论指导下进行的，因此中成药的使用也必须在中医理论体系的指导下进行。但遗憾的是，西医医师作为临床开具中成药处方的主力军，由于缺乏中医辨证论治的相关知识，或者即使有所了解，也不能在临床上对病人进行中医的辨证论治后再开具中成药处方，造成目前中成药滥用现象严重，导致中成药在疾病的治疗中不能发挥其最大的效用，也因此产生了中成药疗效不如西药的错误观点。

　　本套丛书的编写即是希望通过详细介绍各类常用中成药的临床合理应用，来指导医师如何正确、有效使用中成药。由于该丛书主要针对的是临床西医医师，因此，依据西医分科作为分册依据，共分为五册，即《实用西医师中成药手册·内科分册》、《实用西医师中成药手册·妇科分册》、《实用西医师中成药手册·儿科分册》、《实用西医师中成药手册·肿瘤科分册》、《实用西医师中成药手册·五官科分册》，每一分册以西医病名分章进行详细介绍每一疾病中成药的临床应用，并详细介绍每种中成药的药物组成、剂型与规格、功效主治、临床应用、药理作用、合理配伍、不良反应等相关信息。希望该套丛书的出版能够指导临床医师对中成药进行合理应用。

丛书编委会
2012 年 9 月

目 录

第一章 中医儿科学概论

一、中医儿科学研究范畴及分类

中医儿科学，是以中医学理论体系为指导，用中医传统的治疗方法为手段，研究从胎儿至青少年这一时期的生长发育、生理病理、喂养保健，以及各类疾病预防和治疗的一门临床医学学科。中医儿科以脏腑辨证为主，结合八纲辨证、卫气营血辨证及病因辨证进行诊断治疗，故中医儿科学临床疾病分类主要是按照脏腑病证进行分类，主要包括肺系病证、脾系病证、心系病证、肝系病证、肾系病证等。此外还包括新生儿疾病及传染性疾病，其中传染性疾病多按照卫气营血辨证。

二、中医儿科学临床优势与特色

西医学对于儿科疾病的诊断和治疗技术始终处在快速发展中，如近年来应用胎儿心脏超声心动图检查可检测出胎儿期的先天性心脏病，尤其是复杂心脏畸形，在胎儿及新生儿期及早进行手术治疗，能及时挽救患儿生命，提高生存质量。随着经济的发展，人们生活水平明显提高，儿科疾病谱也发生了很大改变，小儿感染性疾病的发病率及死亡率明显下降，而免疫反应、变态反应及结缔组织疾病发病率有明显上升趋势。对于这些疾病的治疗，中医学的整体观念、辨证论治显现出明显的优势。此外，对于儿科功能性疾病和慢性疾病，如营养不良、迁延性和慢性腹泻、便秘、病毒性肺炎、反复呼吸道感染等儿科常见病和多发病，中医治疗具有鲜明的特色。中医辨证选方用药，尤其是小儿推拿、穴位敷贴等中医特色疗法治疗小儿厌食证、疳证（营养不良）、腹泻、便秘等疾病，具有"简、便、验、廉"的特点，容易被患儿及家长接受。中医治疗 IgA 肾病、紫癜性肾炎，能明显改善其临床症状，减轻血尿及蛋白尿，降低复发率，且无明显毒副作用。对于大多数病毒感染性疾病，如麻疹、风疹、幼儿急疹、流行性腮腺炎、水痘、流行性感冒、手足口病等，中医治疗积累了丰富的经验，疗效显著。

三、儿科用药原则

小儿的生理特点是脏腑娇嫩，形气未充，发病容易，变化迅速，易寒易热，易虚易实，因此要求儿科医生辨证要准确，治疗要及时、正确，否则就会贻误病机，造成不良后果。此外，小儿脏气清灵，随拨随应，对于药物的反应较成人灵敏。因此，处方用药时应力求精简，根据患儿的年龄大小、体质强弱、病情轻重和服药难易等情况灵活掌握，以"药味少、剂量轻、疗效高"为儿科处方原则。偏寒偏热之剂不可多服，尤应注意不得妄用攻伐，对于大苦、大寒、大辛、大热、峻下、毒烈之品，均当慎用。中药对肾脏的毒副作用，近十余年来研究报道较多，受到广泛的关注与重视，在儿科临床上应特别注意。

儿科内治中药剂型主要分为中药汤剂和中成药两大类。中药汤剂内服吸收快，生物利用度高，加减运用灵活，最能体现中医学辨证论治、个体化治疗的特色，所以临床常用。但中药汤剂存在口味苦、煎煮服用不方便的缺点。近年来许多中医院增添了中药配方颗粒剂，既满足了中医辨证遣方用药的要求，又克服了汤剂煎煮携带不便的缺点。儿科常用中成药有多种类型，传统剂型有丸、散、膏、丹等，现代制剂有片剂、胶囊、颗粒、口服液、糖浆等，都具有临床服用方便，贮藏、运输、保管便利的优点，但由于处方组成固定，存在对不同证候的患儿针对性不强的缺点。儿科应用中药，应当按照患儿年龄大小、体质状况、病情轻重缓急、证候特点，选择合适的剂型。

第二章 儿科疾病用药指导

第一节 新生儿疾病

一、新生儿黄疸

新生儿黄疸分为生理性与病理性两大类。生理性黄疸大多在出生后 2~3 天出现，4~6 天达高峰，7~10 天消退，早产儿持续时间较长，除有轻微食欲不振外，一般无其他临床症状。若出生后 24 小时内即出现黄疸，3 周后仍不消退，甚或持续加深，或消退后复现，均应考虑为病理性黄疸。

（一）中医辨证论治

新生儿黄疸中医称之为"胎黄"或"胎疸"，以婴儿出生后皮肤面目出现黄疸为特征。中医认为本病主要为脾胃湿热或寒湿内蕴，肝失疏泄，胆汁外溢而致发黄，日久则气滞血瘀。病变脏腑在肝胆、脾胃。常见的证候如下：

1. 湿热郁蒸

【临床表现】面目皮肤发黄，色泽鲜明如橘，哭声响亮，不欲吮乳，口渴唇干，或有发热，大便秘结，小便深黄，舌质红，苔黄腻。

【用药指导】治宜：清热利湿，可选用茵栀黄口服液（颗粒、注射液)、清肝利胆口服液、小儿肝炎颗粒。

2. 寒湿阻滞

【临床表现】面目皮肤发黄，色泽晦暗，持久不退，精神萎靡，四肢欠温，纳呆，大便溏薄色灰白，小便短少，舌质淡，苔白腻。

【用药指导】治宜：温中化湿，可选用附子理中丸合茵栀黄颗粒。

3. 气滞血瘀

【临床表现】面目皮肤发黄，颜色逐渐加深，晦暗无华，右胁下痞块质硬，肚腹膨胀，青筋显露，或见瘀斑、衄血，唇色暗红，舌见瘀点，苔黄。

【用药指导】治宜：化瘀消积，可选用血府逐瘀口服液、小儿肝炎颗粒。

4. 变证

①胎黄动风

【临床表现】黄疸迅速加重，嗜睡、神昏、抽搐，舌质红，苔黄腻。

【用药指导】治宜：平肝息风，利湿退黄。可选用羚羊角注射液、清开灵注射液。

②胎黄虚脱

【临床表现】黄疸迅速加重，伴面色苍黄、浮肿、气促、神昏、四肢厥冷、胸腹欠温，舌淡苔白。

【用药指导】治宜：大补元气，温阳固脱。可选用生脉注射液。

(二) 西医治疗

1. 光照治疗

(1) 光源：最好选择蓝光。

(2) 尽量裸露：保护眼睛和生殖器，全身裸露。用黑色、稍硬不透光纸片或布遮盖双眼，尿布遮盖生殖器。

（3）补充液量：光疗时不显性失水增加，因此光疗时液体入量需增加15%~20%。

（4）光疗副作用：光疗时可出现发热、腹泻、皮疹、青铜症等，停止光疗可痊愈。

2. 药物治疗

（1）酶诱导剂：苯巴比妥：5mg/（kg·d），分2~3次口服。

（2）抑制溶血过程：丙种球蛋白1g/kg，静脉滴注。

（3）减少游离的未结合胆红素：白蛋白1g/kg静脉滴注。

3. 病因治疗

（1）感染性黄疸：细菌感染者选用有效抗生素。

（2）肝细胞性黄疸：选用保肝利胆药，如肝泰乐、消胆胺。

（3）溶血性黄疸：光照疗法，酶诱导剂，输丙种球蛋白。严重者给予换血疗法。

（4）胆道闭锁：手术治疗。

4. 其他治疗

（1）纠正酸中毒和补充葡萄糖，有利于胆红素运送和肝内结合。

（2）直接胆红素增高、黄疸持续时间长者，给予补充脂溶性维生素A、D、E、K。

二、硬肿症

新生儿硬肿症是新生儿时期特有的一种严重疾病，是由多种原因引起的局部甚至全身皮肤和皮下脂肪硬化及水肿，常伴有低体温及多器官功能低下的综合征。本病多发生于生后1周内的新生儿，特别是早产儿。主要发生在寒冷季节，尤以我国北方各省发生率及病死率较高，但也可发生于夏季和南方地区。本病重证预后较差，病变过程中可并发肺炎和败血症，严重者常合并肺出血等而引起死亡。

（一）中医辨证论治

本病与古代医籍中的"胎寒"、"五硬"相似。初生小儿本为稚阴稚阳之体，尤其胎儿先天禀赋不足，阳气虚弱，则成为本病发病的内因。小儿初生，若护养保暖不当，复感寒邪，或感受他病，气血运行失常，成为发病之外因。亦有部分患儿由于感受温热之邪而发病。本病的病变脏腑在脾肾，阳气虚衰、寒凝血涩是本病的主要病机。常见的证候如下：

1. 寒凝血涩

【临床表现】全身欠温，四肢发凉，反应尚可，哭声较低，肌肤硬肿，难以捏起，硬肿多局限于臀、小腿、臂、面颊等部位，色暗红、青紫，或红肿如冻伤，指纹紫滞。

【用药指导】治宜：温经散寒，活血通络。可选用复方丹参注射液、盐酸川芎嗪注射液、香丹注射液。

2. 阳气虚衰

【临床表现】全身冰冷，僵卧少动，反应极差，气息微弱，哭声低怯，吸吮困难，面色苍白，肌肤板硬而肿，范围波及全身，皮肤暗红，尿少或无，唇舌色淡，指纹淡红不显。

【用药指导】治宜：益气温阳，通经活血。可选用参麦注射液、复方丹参注射液、盐酸川芎嗪注射液、香丹注射液、生脉注射液。

3. 热毒蕴结证

【临床表现】发热烦躁，面红气粗，肌肤硬肿紫红，小便短赤，鼻窍出血，舌红苔黄，指纹紫。

【用药指导】治宜：清热解毒，活血化瘀。可选用小儿化毒胶囊（散）、万应锭（胶囊）。

（二）西医治疗

（1）复温：复温时应监护患儿生命体征，包括血压、心率、呼吸等。体温监测应包括肛温、腋温、腹壁皮肤温度及环境温度。

（2）控制感染：应适当选用广谱抗生素，尿量明显减少时慎用对新生儿肾脏有毒副作用的药物。

（3）热量和液体供给：严格进行出入量计算，存在明显心肾功能损害者，应严格限制输液速度和液量。提供足够的热量。胃肠功能紊乱者不宜进食，应予部分或完全静脉营养。

（4）纠正器官功能紊乱：血压降低伴心率减慢者首选多巴胺。DIC 早期 DIC 高凝状态，可用微量肝素疗法。急性肾功能衰竭：尿少或无尿可给速尿，并严格限制液体入量。

（5）肺出血：一经确定诊断，早期给予气管内插管，进行正压呼吸治疗。

三、婴儿湿疹

婴儿湿疹是婴幼儿期最常见的皮肤病之一，皮疹多见于两颊、前额及头皮，可蔓延至颌、颈、肩、臂，甚至扩大到腹、臀、四肢及全身。皮疹形态不一，自红斑、丘疹、疱疹以致渗液、糜烂、结痂和脱屑，以瘙痒及反复发作为临床特点。

婴儿湿疹患儿常有家族过敏史，多在出生后 1 个月左右出现，人工哺育儿居多。由于大多数患儿 2～3 岁时对以前致敏的食物耐受，湿疹症状也随之消失，故多数患儿在 2 岁左右可自愈，治愈后不留疤痕。

（一）中医辨证论治

中医称本病为"奶癣"、"胎疮"。本病的发生，内因为母体胎火湿热遗于小儿以及脾虚湿蕴，血虚生风；外因为风、湿、热邪入侵，风、湿、热邪相互搏结，发于肌肤而成。常见的证候如下：

1. 湿热浸淫

【临床表现】皮肤潮红，红斑水疱，糜烂渗液，结黄色痂皮，大便干，小便黄赤，舌质红，苔黄微腻。

【用药指导】治宜：清热利湿，疏风止痒，可选用黄栀花口服液及皮肤病血毒丸、儿肤康搽剂、冰黄肤乐软膏、一扫光药膏、除湿止痒软膏外涂患处。

2. 脾虚湿蕴

【临床表现】形体虚胖，初起皮肤黯淡，继则出现成片水疱，瘙痒，患儿多有食欲不振、大便稀溏或完谷不化，舌质淡，苔白腻。

【用药指导】治宜：健脾利湿，可选用儿康宁糖浆、小儿启脾丸。

3. 血虚风燥

【临床表现】形体偏瘦，皮疹干燥，鳞屑，色素沉着，瘙痒剧烈，搔破有少量渗液，舌质淡，苔少或花剥。

【用药指导】治宜：健脾养血祛风，可选用黑豆馏油软膏外涂患处。

（二）西医治疗

1. 全身疗法　口服抗过敏药物，如扑尔敏、异丙嗪、仙特明等抗组胺药物。

2. 局部疗法　急性期红斑、丘疹伴有瘙痒者用氧化锌软膏外涂；有渗出时多用3%硼酸溶液湿敷；当渗出减少，出现结痂时，可用糖皮质激素霜剂与氧化锌软膏交替使用。

第二节 呼吸系统疾病

一、急性上呼吸道感染

急性上呼吸道感染是各种病原引起的上呼吸道的急性感染。主要侵犯鼻、鼻咽和咽部，根据主要感染部位的不同，可诊断为急性鼻炎、急性咽炎、急性扁桃体炎等。

（一）中医辨证论治

中医称之为"感冒"，亦称"伤风"，以气候骤变及冬春时节发病率较高。病邪以风邪为主，常兼夹寒、热、暑、湿、燥等，亦有时邪疫毒致病。小儿肺脏娇嫩，卫表未固，易为邪气所感。病位主要在肺，可累及肝脾。病机关键在于肺卫失宣。肺开窍于鼻，肺主皮毛，外邪自口鼻或皮毛而入，客于肺卫，致卫外功能失司，卫阳受遏，肺气失宣，因此出现发热、恶风寒、咳嗽、鼻塞流涕、喷嚏等症。因小儿肺脏娇嫩，脾常不足，神气怯弱，易于出现夹痰、夹滞、夹惊的兼证。感冒夹痰者，兼见咳嗽较剧，痰多，喉间痰鸣；夹滞者，兼见脘腹胀满，不思饮食，呕吐酸腐，口气秽浊，大便酸臭，或腹痛腹泻，或大便秘结，小便短黄，舌苔厚腻，脉滑；夹惊者，兼见惊惕哭闹，睡卧不宁，甚至骤然抽风，舌质红，脉浮弦。常见的证候如下：

1. 风寒感冒

【临床表现】畏寒重，发热轻，无汗，流清涕，咳嗽，咽不红，舌淡红，苔薄白，脉浮紧或指纹浮红。

【用药指导】治宜：辛温解表，可选用感冒清热颗粒。夹滞者，可用午时茶颗粒；夹痰、夹惊者，用小儿至宝丸

（锭）；**鼻塞遇寒加重，鼻流清涕，量多者**，可用小儿鼻炎片、辛芩颗粒。外感风寒、内伤湿滞者，用藿香正气水（丸、胶囊、冲剂）；外感风寒、肺胃蕴热者，可用儿感清口服液；外感风寒，痰热内闭，可用至圣保元丸；风寒袭表、食滞化热，可用保婴丹。

2. **风热感冒**

【临床表现】发热重，畏寒，有汗或少汗，鼻塞流浊涕，咯痰黏稠，咽红肿痛，舌质红，苔薄黄，脉浮数或指纹浮紫。

【用药指导】治宜：辛凉解表，可选用小儿风热清口服液（合剂）、小儿解表颗粒、小儿宝泰康颗粒、小儿柴桂退热颗粒（口服液）、儿感退热宁口服液、双黄连口服液、小儿感冒茶（颗粒、口服液）、小儿感冒舒颗粒、疏清颗粒、小儿清热灵。夹痰者，见咳嗽较剧，痰多，喉间痰鸣，可选用小儿清热止咳糖浆（口服液）、小儿肺热咳喘口服液（颗粒）、金振口服液、宝咳宁颗粒、清宣止咳颗粒、小儿清热利肺口服液。夹滞者属轻证，见苔微腻，可加健儿清解液（口服液）、小儿消积止咳口服液；夹滞重证，见便秘，口臭，苔厚者，可加小儿豉翘清热颗粒、小儿化食丸、清热化滞颗粒、四磨汤口服液。夹惊者，伴见惊惕哭闹，睡卧不宁，甚至抽风，可用珠珀猴枣散、保婴丹、清开灵口服液、小儿珍贝散、万应锭（胶囊）、小儿牛黄散。热势高，可用瓜霜退热灵胶囊、小儿热速清口服液、儿童清热口服液、小儿清热宁颗粒、小儿双清颗粒、小儿退热口服液（合剂、颗粒）、双黄连栓、羚羊角口服液。伴咽痛、喑哑者，可用儿童清咽解热口服液、蓝芩口服液、小儿清咽颗粒、儿童清热口服液、小儿清热片、小儿退热口服液、清热解毒口服液。伴大便干、口臭、舌红苔黄，可用黄栀花口服液、一捻金胶囊、四磨汤口服液。伴荨麻疹，可用儿肤康搽剂。伴鼻塞重，流黄涕，可用鼻渊通窍颗粒。气虚所致风热感冒轻证，用馥感啉口服液。

3. 暑邪感冒

【临床表现】发热，无汗或汗出热不退，身重困倦，胸闷恶心，食欲不振，或有呕吐、泄泻，舌红，苔黄腻，脉数或指纹紫滞。

【用药指导】治宜：清暑解表，可选用藿香正气口服液、金银花露。夹滞者，加小儿豉翘清热颗粒、清热化滞颗粒。

4. 时邪感冒

【临床表现】起病急骤，以全身症状为主，发热畏寒，无汗或汗出热不退，目赤咽红，全身肌肉酸痛，舌红，苔黄，脉数。

【用药指导】治宜：清热解毒，可选用清热解毒口服液、金莲清热颗粒、抗病毒口服液、清开灵口服液。

（二）西医治疗

1. 病因治疗 若继发细菌感染，可首选青霉素，或根据药物敏感试验选用其他抗生素。肺炎支原体感染选用红霉素、阿奇霉素等。

2. 对症治疗 高热可给予物理降温，如头部冷敷，35%酒精擦浴，口服药可用对乙酰氨基酚或布洛芬。高热惊厥者即用10%水合氯醛直肠给药或用安定、苯巴比妥静脉注射。鼻塞严重影响吸乳者在喂奶前给予0.5%麻黄素滴鼻。

二、支气管炎

支气管炎是支气管黏膜的炎症，气管常同时受累。常继发于上呼吸道感染或为急性传染病的一种表现，如麻疹、百日咳、结核等。能引起上感的病原体都可引起支气管炎。免疫功能低下、特应性体质、营养障碍、佝偻病和支气管局部结构异常等均为本病的危险因素，婴幼儿多见。

（一）中医辨证论治

本病属于中医"咳嗽"的范畴。外因在于感受外邪，内因以肺脾虚弱为主。病位在肺，常涉及脾。病机为肺失宣肃，外邪自口鼻或皮毛而入，邪侵于肺，肺气不宣，清肃失职而致咳嗽。小儿脾常不足，脾虚生痰，上贮于肺，或咳嗽日久，耗伤正气，可转为内伤咳嗽。常见的证候如下：

1. 风寒袭肺证

【临床表现】咳嗽频作，痰稀色白易咯，鼻塞，喷嚏，流清涕，恶寒，发热，无汗，咽痒声重，口不渴，头痛，全身酸痛，舌质淡红，苔薄白，脉浮紧或指纹浮红。

【用药指导】治宜：疏风散寒，宣肺止咳。可选用三拗片。风寒外束，痰热郁肺，用儿童清肺丸（口服液）、至圣保元丸、小儿宣肺止咳颗粒；外感风寒，肺胃蕴热，用儿感清口服液；肺气不宣者，可用清宣止咳颗粒。

2. 风热犯肺证

【临床表现】咳嗽不爽，痰稠色黄难咯，鼻流浊涕，发热，恶风，有汗，咽痛，口渴，头痛，舌质红，苔薄黄，脉浮数或指纹浮紫。

【用药指导】治宜：疏风清热，宣肺止咳。可选用小儿清热止咳糖浆（口服液）、小儿肺热咳喘口服液（颗粒）、宝咳宁颗粒、小儿清热利肺口服液、小儿感冒宁糖浆、金莲清热冲剂、小儿宝泰康颗粒、小儿麻甘冲剂、清开灵口服液、小儿清肺化痰口服液、炎琥宁注射液。发热初起，咳嗽不重，可用小儿咳喘灵颗粒（口服液）。咳甚，可用肺力咳合剂。伴发热重，可用小儿热速清口服液、小儿退热口服液（合剂、颗粒）、小儿双清颗粒、金振口服液、小儿牛黄散、羚羊角注射液。伴鼻塞、流涕，可用清宣止咳颗粒。伴咽痛、喑哑者，可用儿童清咽解热口服液、蓝芩口服液、蒲地蓝消炎口服液、小儿清咽颗粒、清热解毒口服液、热炎宁颗粒。伴大便干、口臭、舌红苔黄者，可用黄栀花口服液、一捻金胶囊。

3. 燥邪伤肺证

【临床表现】干咳无痰，或痰少难咯，或痰中带血，咽干鼻干，口干欲饮，咽痒咽痛，发热，大便干，舌红少津，苔薄而干，脉浮数或指纹浮紫。

【用药指导】治宜：润燥止咳，疏风宣肺。可用清燥润肺合剂、川贝枇杷露。

4. 痰热壅肺证

【临床表现】咳嗽痰多，或痰稠色黄难咯，发热口渴，面赤心烦，或伴气促，小便短赤，大便干结，舌质红，苔黄腻，脉滑数或指纹紫滞。

【用药指导】治宜：清肺化痰，肃肺止咳。可选用小儿清热利肺口服液、小儿肺热咳喘口服液、小儿清热止咳糖浆（口服液）、小儿清肺化痰颗粒（口服液）、儿童清肺丸（口服液）、小儿消积止咳口服液、儿童咳液、鹭鸶咳丸、小儿百部止咳糖浆、小儿热咳口服液、小儿珍贝散、小儿白贝止咳糖浆、小儿牛黄清肺片、至圣保元丸。伴咽痛、喑哑者，可用儿童清咽解热口服液、蒲地蓝消炎口服液、蓝芩口服液、小儿清咽颗粒、清热解毒口服液、热炎宁颗粒。伴大便干，口臭，舌红苔黄者，可用黄栀花口服液、一捻金。伴食积，苔黄厚者，加小儿豉翘清热颗粒。

5. 痰湿蕴肺证

【临床表现】咳嗽声重，痰多色白而稀，喉间痰鸣，胸闷纳呆，口不渴，神疲肢倦，大便溏薄，舌质淡，苔白腻，脉滑或指纹紫滞。

【用药指导】治宜：燥湿化痰，肃肺止咳。可选用小儿止咳糖浆、半夏露、橘红痰咳液。伴食积，见苔白厚腻，舌质不红、喉中痰鸣者，可用小儿消积止咳口服液。

6. 阴虚肺热证

【临床表现】干咳无痰，或痰少难咯，或痰中带血，咽痛声嘶，口舌干燥，潮热盗汗，五心烦热，形体消瘦，大便干结，舌红少苔，脉细数或指纹紫。

【用药指导】治宜：滋阴润燥，养阴清肺。可选用罗汉果止咳糖浆、养阴清肺口服液。

7. 肺脾气虚证

【临床表现】咳嗽无力，痰稀色白，久延难愈，神疲自汗，气短懒言，面白少华，少食纳呆，反复感冒，舌质淡，苔薄白，脉细无力或指纹淡。

【用药指导】治宜：益气补肺，健脾化痰。可选用小儿肺咳颗粒、玉屏风口服液（颗粒）、黄芪注射液。

（二）西医治疗

1. 一般治疗　防止交叉感染及并发症，注意休息、保持良好的周围环境和补充大量维生素 C，经常变换体位，多饮水，使呼吸道分泌物易于咳出。

2. 控制感染　由于病原体多为病毒，一般不应用抗生素，怀疑有细菌感染者则可用青霉素类，如系支原体感染则应予以大环内酯类抗生素。

3. 对症治疗　应使痰易于咳出，故不用镇咳剂。①化痰止咳；②止喘；③抗过敏。

三、肺炎

肺炎是指不同病原体或其他因素（如吸入羊水、油类或过敏反应）等引起的肺部炎症。主要临床表现为发热、咳嗽、气促、呼吸困难和肺部固定性中、细湿啰音。重症患者可累及循环、神经及消化等系统而出现相应的临床症状，如心力衰竭、中毒性脑病及中毒性肠麻痹等。肺炎为婴儿时期重要的常见病，是我国住院小儿死亡的第一位原因。

（一）中医辨证论治

本病属于中医"喘嗽"的范畴。小儿外感风邪，外邪由口鼻或皮毛而入，侵犯肺卫，肺失宣降，清肃之令不行，致肺被邪束，闭郁不宣，化热烁津，炼液成痰，阻于气道，肃降无权，从而出现咳嗽、气喘、痰鸣、鼻扇、发热等肺气郁闭的证候，发为喘嗽。常见的证候如下：

1. 常证

（1）风寒闭肺

【临床表现】畏寒发热，无汗，鼻塞流清涕，喷嚏，咳嗽，气喘鼻扇，痰涎色白清稀，口不渴，咽不红，舌不红，苔薄白或白腻，脉浮紧，指纹浮红。

【用药指导】治宜：辛温宣肺，化痰止咳。可选用通宣理肺口服液。外感风寒，痰热内闭，可用至圣保元丸；外感风寒，肺胃蕴热，可用宝咳宁颗粒、儿感清口服液。

（2）风热闭肺

【临床表现】轻证见发热恶风，有汗，咳嗽气急，痰多，黏稠或色黄，口渴咽红，苔薄白或黄，脉浮数；重证见高热烦躁，咳嗽微喘，气急鼻扇，喉中痰鸣，面红，便干尿黄，舌红苔黄，脉滑数，指纹紫滞。

【用药指导】治宜：辛凉宣肺，清热化痰。可选用小儿清热止咳糖浆（口服液）、小儿肺热咳喘口服液（颗粒）、双黄连口服液（注射液）。发热初起，咳嗽不重，可用小儿咳喘灵颗粒（口服液）。热势高，可用小儿热速清口服液、瓜霜退热灵胶囊、儿童清热口服液、小儿清热宁颗粒、小儿双清颗粒。伴咽痛、喑哑者，可用儿童清咽解热口服液、蒲地蓝消炎口服液、蓝芩口服液、小儿清咽颗粒。伴大便干，口臭，舌红苔黄，可用黄栀花口服液、一捻金。伴鼻塞、流涕，可用鼻渊通窍颗粒、鼻渊舒口服液、清宣止咳颗粒。

（3）痰热闭肺

【临床表现】发热烦躁，咳嗽喘促，呼吸困难，喉中痰鸣，口唇紫绀，面赤口渴，胸闷，咯吐痰涎，舌红苔黄，脉弦滑。

【用药指导】治宜：清热涤痰，开肺定喘。可选用小儿清热止咳糖浆（口服液）、小儿清肺化痰颗粒（口服液）、小儿麻甘颗粒、小儿牛黄清肺片、儿童清肺口服液、天黄猴枣散、痰热清注射液、清开灵注射液、炎琥宁注射液。伴发热、惊厥，可用珠珀猴枣散、小儿热速清口服液、小儿退热口服液（合剂、颗粒）、小儿双清颗粒、金振口服液，小儿牛黄散、儿童感热清丸、羚羊角口服液。伴鼻塞、流涕，可用清宣止咳颗粒。伴咽痛、喑哑者，可用儿童清咽解热口服液、蓝芩口服液、小儿清咽颗粒、清热解毒口服液、热炎宁颗粒。伴大便干、口臭、舌红苔黄者，可用黄栀花口服液、一捻金、四磨汤口服液、小儿导赤丸。

（4）毒热闭肺

【临床表现】持续高热，咳嗽剧烈，甚至喘憋，呼吸困难，烦躁口渴，面赤唇红，便干尿黄，舌红而干，苔黄腻，脉滑数。

【用药指导】治宜：清热解毒，泻肺开闭。可用安宫牛黄丸（散）、清开灵注射液、炎琥宁注射液。

（5）阴虚肺热

【临床表现】病程较长，干咳无痰，伴低热盗汗，面色潮红，舌红少津，苔花剥，苔少或无苔，脉细数。

【用药指导】治宜：养阴清肺，润肺止咳。可用养阴清肺口服液。

（6）肺脾气虚

【临床表现】咳嗽无力，伴低热起伏，面白少华，动则汗出，神疲乏力，食欲不振，大便不成形，舌质偏淡，苔薄白，脉细无力。

【用药指导】治宜：补肺健脾，益气化痰。可用小儿肺咳颗粒、玉屏风口服液（颗粒）。

2. 变证

（1）心阳虚衰

【临床表现】骤然面色苍白，口唇紫绀，呼吸困难或呼吸浅促，额汗不温，四肢厥冷，虚烦不安或神萎淡漠，右胁下出现痞块并渐增大，舌质略紫，苔薄白，脉细弱而数，指纹青紫，可达命关。

【用药指导】治宜：温补心阳，救逆固脱。气阳虚衰者，可用参附注射液；若出现气阴两竭，可加用生脉注射液。

（2）邪陷厥阴

【临床表现】壮热烦躁，神昏谵语，四肢抽搐，口噤项强，双目上视，舌质红绛，指纹青紫，可达命关，或透关射甲。

【用药指导】治宜：平肝息风，清心开窍。可用安宫牛黄丸、至宝丹、清开灵注射液。

（二）西医治疗

采用综合治疗，原则为控制感染，改善通气功能，对症治疗，防止和治疗并发症。

1. 一般治疗　室内空气要流通，给予营养丰富的饮食，重症患儿进食困难者可给予肠道外营养。经常变换体位，注意避免交叉感染。注意水和电解质的补充，纠正酸中毒和电解质紊乱。

2. 抗感染治疗

（1）抗生素治疗：明确为细菌感染者或病毒感染继发细菌感染者，应正确选用抗生素。

（2）抗病毒治疗：①三氮唑核苷。②α - 干扰素。

3. 对症治疗

（1）氧疗：有缺氧表现，如烦躁、口周发绀时需吸氧，多用鼻前庭导管给氧，经湿化的氧气流量为 0.5～1L/min，氧浓度不超过 40%。

（2）气道管理：及时清除鼻痂、鼻腔分泌物和吸痰，以保持呼吸道通畅，改善通气功能。

（3）腹胀的治疗：低钾血症者，应补充钾盐。中毒性肠麻痹时，应禁食和胃肠减压，亦可使用酚妥拉明。

（4）其他：高热患儿可用物理降温。

4. 糖皮质激素　可减少炎症渗出，解除支气管痉挛，改善血管通透性和微循环，减轻颅内压。使用指征为：①严重憋喘或呼吸衰竭；②全身中毒症状明显；③合并感染中毒性休克；④出现脑水肿。上述情况可短期应用激素。可用琥珀酸氢化可的松 5～10mg/（kg·d）或用地塞米松 0.1～0.3mg/（kg·d）加入瓶中静脉点滴。疗程 3～5 天。

5. 并发症及并存症的治疗

（1）发生感染中毒性休克、脑水肿和心肌炎者，应及时予以处理。

（2）脓胸和脓气胸者应及时进行穿刺引流，若脓液黏稠，经反复穿刺抽脓不畅或发生张力性气胸时，宜考虑胸腔闭式引流。

（3）对并存佝偻病、贫血、营养不良者，应给予相应治疗。

6. 生物制剂　血浆和静脉注射用丙种球蛋白含有特异性

抗体，如 RSV – IgG 抗体，可用于重症患儿。

四、支气管哮喘

哮喘是多种细胞和细胞组分共同参与的气道慢性炎症性疾病，这种慢性炎症导致气道反应性的增加，通常出现广泛多变的可逆性气流受限，并引起反复发作性的喘息、气促、胸闷或咳嗽等症状，常在夜间和（或）清晨发作或加剧。其发作有明显的季节性，冬春二季及气候骤变时易于发作。发病年龄以1~6岁为多见，大多在3岁以内初次发作。多数病儿可经治疗缓解或自行缓解，部分儿童哮喘在青春发育期可完全消失。

（一）中医辨证论治

本病属于中医"哮喘"的范畴。哮喘的病因既有外因，也有内因。内因责之于肺、脾、肾三脏功能不足，导致痰饮留伏，隐伏于肺窍，成为哮喘之夙根。外因责之于感受外邪，接触异物、异味以及嗜食咸酸等。本病的发病都是外因作用于内因的结果，哮喘发作之病机为内有壅塞之气，外有非时之感，膈有胶固之痰，三者相合，闭拒气道，搏击有声，而出现呼吸困难，气息喘促，发为哮喘。发作期以邪实为主，缓解期以正虚为主，但亦有发作期、缓解期不明，发作迁延、虚实夹杂的复杂证候。常见的证候如下：

1. 发作期

（1）寒性哮喘证

【临床表现】气喘，喉间哮鸣，咳嗽，胸闷，痰稀色白、泡沫多、易咯，喷嚏，鼻塞，流清涕，形寒肢凉，无汗，口不渴，小便清长，大便稀，咽不红，舌质淡红，苔薄白或白滑，脉浮紧，指纹红。

【用药指导】治宜：温肺散寒，涤痰定喘。可选用小青龙口服液（合剂）、桂龙咳喘宁颗粒（胶囊）、通宣理肺口服液。

（2）热性哮喘证

【临床表现】气喘，声高息涌，喉间哮鸣，咳嗽痰壅，痰黏、色黄、难咯，胸闷，呼吸困难，鼻塞，流涕黄稠，身热，面红唇干，夜卧不安，烦躁不宁，口渴，小便黄赤，大便干，咽红，舌质红，苔薄黄或黄腻，脉浮数或滑数，指纹紫。

【用药指导】治宜：清肺涤痰，止咳平喘。可用小儿肺热咳喘口服液、哮喘颗粒、小儿清热止咳糖浆（口服液）、小儿清肺化痰颗粒（口服液）、小儿麻甘颗粒、小儿牛黄清肺片、儿童清肺口服液、天黄猴枣散、痰热清注射液、炎琥宁注射液。伴发热，可用金振口服液、小儿热速清口服液。伴大便干、口臭、苔黄厚，可用黄栀花口服液、一捻金。伴咽痛，可用儿童清咽解热口服液、蓝芩口服液、蒲地蓝消炎口服液。

（3）外寒内热证

【临床表现】气喘，喉间哮鸣，咳嗽痰黏、色黄、难咯，胸闷，喷嚏，鼻塞，流清涕，恶寒，发热，面色红赤，夜卧不安，无汗，口渴，小便黄赤，大便干，咽红，舌质红，苔薄白或黄，脉浮紧或滑数，指纹浮红或沉紫。

【用药指导】治宜：解表清里，止咳定喘。可选用宝咳宁颗粒、儿童清肺丸（口服液）、小儿宣肺止咳颗粒。

（4）肺实肾虚证

【临床表现】气喘，喉间哮鸣，持续较久，喘促胸满，动则喘甚，咳嗽，痰稀、色白、易咯，形寒肢冷，面色苍白或晦滞少华，神疲倦怠，小便清长，舌质淡，苔薄白或白腻，脉细弱或沉迟，指纹淡滞。

【用药指导】治宜：泻肺平喘，补肾纳气。可选用苏子降气丸、桂龙咳喘宁颗粒（胶囊）。

2. 缓解期

（1）肺脾气虚证

【临床表现】反复感冒，气短自汗，咳嗽无力，形体消瘦，神疲懒言，面白少华或萎黄，纳差，便溏，舌质淡胖，苔薄白，脉细软，指纹淡。

【用药指导】治宜：补肺固表，健脾益气。可用玉屏风口服液（颗粒）、童康片。

（2）脾肾阳虚证

【临床表现】喘促乏力，动则气喘，气短心悸，咳嗽无力，形体消瘦，形寒肢冷，腰膝酸软，面白少华，腹胀，纳差，夜尿多，便溏，发育迟缓，舌质淡，苔薄白，脉细弱，指纹淡。

【用药指导】治宜：温补脾肾，固摄纳气。可选用金匮肾气丸、蛤蚧定喘丸。

（3）肺肾阴虚证

【临床表现】喘促乏力，动则气喘，干咳少痰，痰黏难咯，咳嗽无力，盗汗，形体消瘦，腰膝酸软，面色潮红，午后潮热，口咽干燥，手足心热，便秘，舌红少津，苔花剥，脉细数，指纹淡红。

【用药指导】治宜：养阴清热，敛肺补肾。可选用都气丸、蛤蚧定喘丸、百令胶囊。

（二）西医治疗

治疗原则为长期、持续、规范和个体化治疗。急性发作期治疗重点为抗炎、平喘，以便快速缓解症状；慢性持续期应坚持长期抗炎，降低气道反应性，防止气道重塑，避免危险因素和自我保健。

治疗哮喘的药物包括缓解药物和控制药物。缓解药物能快速缓解支气管收缩及其他伴随的急性症状，用于哮喘急性发作期，包括：①吸入型速效 β_2 受体激动剂。②全身性糖皮质激素。③抗胆碱能药物。④口服短效受体 β_2 激动剂。⑤短效茶碱等。控制药物是抑制气道炎症需长期使用的药物，用于哮喘慢性持续期，包括：①吸入型糖皮质激素。②白三烯调节剂。③缓释茶碱。④长效 β_2 受体激动剂。⑤肥大细胞膜稳定剂。⑥全身性糖皮质激素等。

五、反复呼吸道感染

感冒、扁桃体炎、支气管炎、肺炎等呼吸道疾病是小儿常见病，若在一段时间内反复感染发病即称为反复呼吸道感染。本病多见于 6 个月 ~ 6 岁的小儿，1 ~ 3 岁的婴幼儿最为常见。一年四季均可发生，以冬春气候变化剧烈时尤易反复不已，部分病儿夏天有自然缓解的趋势。发病率有逐年上升的趋势，我国儿科呼吸道感染占门诊患儿的 50% ~ 80%，其中 30% 为反复呼吸道感染。

（一）中医辨证论治

本病属于中医"虚人感冒"的范畴。小儿脏腑娇嫩，肌肤薄弱，藩篱疏松，阴阳二气均较稚弱。复感儿则肺、脾、肾三脏更为不足，卫外功能薄弱，对外邪的抵抗力差；加上寒暖不能自调，一旦偏颇，六淫之邪不论从皮毛而入，或从口鼻而受，均及于肺。正与邪的消长变化，导致小儿反复呼吸道感染。常见的证候如下：

1. 营卫失和，邪毒留恋

【临床表现】反复感冒，恶寒怕热，不耐寒凉，平时汗多，肌肉松弛；或伴有低热，咽红不消退，扁桃体肿大；或肺炎喘嗽后久不康复；脉浮数无力，舌淡红，苔薄白，或花剥，指纹紫滞。

【用药指导】治宜：扶正固表，调和营卫。可用玉屏风口服液、百令胶囊。

2. 肺脾两虚，气血不足

【临床表现】屡受外邪，咳喘迁延不已，或愈后又作，面黄少华，厌食，或恣食肥甘生冷，肌肉松弛，或大便溏薄，咳嗽多汗，唇口色淡，舌质淡红，脉数无力，指纹淡。

【用药指导】治宜：健脾益气，补肺固表。可用童康片、保儿宁糖浆、龙牡壮骨颗粒、槐杞黄颗粒。

3. 肾虚骨弱，精血失充

【临床表现】反复感冒，甚则咳喘，面白无华，肌肉松弛，动则自汗，寐则盗汗，睡不安宁，五心烦热，立、行、齿、发、语迟，或鸡胸龟背，脉数无力，舌苔薄白。

【用药指导】治宜：补肾壮骨，填阴温阳。可选用六味地黄丸、龙牡壮骨颗粒。

（二）西医治疗

1. 应积极查找病因，治疗基础疾病。

2. 抗感染：基于循证基础上的经验性选择抗感染药物和针对病原体检查和药敏试验结果的目标性用药。

3. 对症处理：

（1）维生素治疗：对于维生素缺乏症者，及时补充维生素 A、D、C、B_2、B_6、E。

（2）微量元素治疗：对于伴有微量元素缺乏症者，应定时给予锌、铁、铜、锰等治疗。注意用药时间不宜过长。

（3）免疫调节剂：患有免疫缺陷或免疫功能低下者，应给予免疫调节剂。常用的药物有胸腺肽、重组细胞因子及细胞因子诱生剂（干扰素）、左旋咪唑、转移因子、丙种球蛋白、细菌溶解产物（胶囊）、匹多莫德口服液（颗粒）等。

4. 合理进行疫苗接种。

六、扁桃体炎

扁桃体炎可分为急性和慢性。急性扁桃体炎以咽喉肿痛、吞咽困难、扁桃体肿大为主要表现；慢性扁桃体炎以扁桃体长期肿大不消、炎症反复发作为主要表现，常因受凉、疲劳而急性发作。本病多见于3～10岁儿童，多发于气温变化较大的冬春季节。

（一）中医辨证论治

本病属于中医"乳蛾"范畴。急性者外因多为风热邪毒侵袭，内因则为肺胃热盛，内毒外邪合而为病，搏结于喉核而发病。慢性者多因风热乳蛾治疗不彻底，或温热病后余邪未清，或脏腑虚损，虚火上炎所致。脏腑虚损以肺阴虚、肾阴虚为主。常见的证候如下：

1. 急乳蛾

（1）风热犯肺证

【临床表现】咽痛，渐加剧，咳嗽、吞咽加重，咽干灼热或痒，轻度吞咽困难，伴发热微恶寒，头痛鼻塞，咳嗽咯痰，喉核及周围黏膜红肿，尚未化脓，颌下淋巴结肿大压痛，舌红，苔薄黄，脉浮数。

【用药指导】治宜：疏风清热，利咽消肿。可选用儿童清咽解热口服液、蒲地蓝消炎口服液、小儿清咽颗粒、小儿咽扁颗粒、六神丸、北豆根片、热炎宁颗粒（胶囊）。外用开喉剑喷雾剂（儿童型）、金喉健喷雾剂、口腔炎喷雾剂；高热者，可用小儿热速清口服液、羚羊角口服液、瓜霜退热灵胶囊、清开灵口服液。

（2）风寒袭肺证

【临床表现】咽微痛，轻度吞咽困难，伴发热恶寒，喷嚏，鼻塞涕清，头身疼痛，无汗，喉核淡红稍肿，咽黏膜色淡，舌淡红，苔薄白，脉浮。

【用药指导】治宜：疏风散寒，利咽消肿。可选用小儿百乐片。

（3）肺胃热盛证

【临床表现】咽痛明显，吞咽时加剧，牵引耳痛，张口、吞咽困难，伴发热面赤，口渴欲冷饮，口臭，咳吐黄痰，小便短黄，大便秘结，喉核红肿，咽黏膜深红，喉核表面有黄白色脓点，颌下淋巴结肿大压痛，舌红，苔黄或黄腻，脉洪数。

【用药指导】治宜：清泻肺胃，利咽消肿。可选用儿童清咽解热口服液、射干利咽口服液、小儿咽扁颗粒、清降片、小儿清热片、双黄连口服液、蒲地蓝消炎口服液、六神丸、清开灵颗粒、金莲清颗粒（泡腾片）、痰热清注射液、炎琥宁注射液、喜炎平注射液。配合外用开喉剑喷雾剂（儿童型）、金喉健喷雾剂。热势高，可用小儿热速清口服液、儿童清热口服液、小儿清热宁颗粒、小儿双清颗粒、小儿退热口服液（合剂、颗粒）、羚羊角注射液。伴大便干，口臭，可用黄栀花口服液、一捻金、蓝芩口服液、清热解毒口服液。

2. 慢乳蛾

（1）肺肾阴虚证

【临床表现】咽部干燥、灼热，咽痒微痛不适，有异物感，伴干咳少痰，潮热盗汗，午后低热，手足心热，鼻干少津，神疲乏力，虚烦失眠，颧红耳鸣，小便黄少，大便干燥，喉核暗红肿大，或有少许脓液附着，舌红少津，苔少，脉细数。

【用药指导】治宜：滋阴降火，利咽散结。可选用金果饮咽喉片（口服液）、口炎清颗粒。

（2）肺脾气虚证

【临床表现】咽部不适，微痒或干燥，或有异物感、梗阻感，伴咯痰色白，面色少华，神疲乏力，食欲不振，大便溏薄，或易自汗出，反复外感，喉核肥大，色泽淡白，经久不消，挤压时可有少许脓液，舌淡红，舌质淡胖，苔薄白润，脉细弱无力。

【用药指导】治宜：补肺健脾，利咽散结。可选用童康片、玉屏风口服液（颗粒）。

（3）痰瘀互结证

【临床表现】久病咽痛不适，异物梗阻感，或咽部堵闷，吞咽不畅，或刺痛感，或咽干欲漱水，伴痰黏难咯，全身症状不明显，喉核肿大暗红，质韧，或硬或软，表面不平，颌下淋巴结肿大压痛，舌质暗，或有瘀斑，苔或腻，脉弦或细涩。

【用药指导】治宜：祛痰化瘀，利咽散结。可选用逍遥丸合半夏厚朴片。

（二）西医治疗

1. 急性扁桃体炎

（1）一般治疗：有传染性，应适当隔离，卧床休息，软食，必要时用解热镇痛药。

（2）抗生素：首选青霉素或青霉素类抗生素，酌情使用糖皮质激素。用药时间为 5~7 天。

（3）局部治疗：含漱液、含片、喷喉。

（4）反复发作者，应在炎症消退后施行扁桃体切除术。

2. 慢性扁桃体炎

（1）保守治疗：免疫疗法辅以抗变应性措施：疫苗脱敏，胎盘丙种球蛋白，转移因子。冲洗隐窝口。增强体质。

（2）手术治疗：扁桃体切除术。

七、咽炎

急性咽炎是咽黏膜，并波及黏膜下及淋巴组织的急性炎症，常继发于急性鼻炎或急性扁桃体炎之后，或为上呼吸道感染的一部分，亦常为全身疾病的局部表现，或为急性传染病之前驱症状。慢性咽炎主要为咽黏膜慢性炎症，弥漫性炎症常为上呼吸道慢性卡他性炎症的一部分，局限性炎症则多伴有咽淋巴样组织的炎症。

（一）中医辨证论治

本病属于中医"喉痹"的范畴。风寒、风热及热毒侵犯咽喉，内犯于肺胃而致咽喉作痛、咽痒及咽喉黏膜充血、肿胀等为特征的急性咽病，为急喉痹。因脏腑虚弱，咽部失养，或邪滞于咽所致，以咽部不适，咽黏膜肿胀或萎缩为特征的慢性咽病，为慢喉痹。常见的证候如下：

1. 急喉痹

（1）风寒外袭

【临床表现】咽痛，口不渴，恶寒，不发热或微发热，咽黏膜水肿，不充血或轻度充血，舌淡红，苔薄白，脉浮紧。

【用药指导】治宜：祛风散寒，宣肺利咽。可用感冒清热颗粒、解肌宁嗽丸（口服液）。

（2）风热外袭

【临床表现】咽痛而口渴，发热，微恶寒，咽部轻度充血，水肿，舌边尖红，苔薄白，脉浮数。

【用药指导】治宜：疏风清热，解毒利咽。可选用小儿肺热咳喘口服液（颗粒），金银花露，小儿清热灵，小儿风热清口服液（合剂），小儿清咽颗粒，小儿退热口服液（合剂、颗粒），小儿宝泰康颗粒。

（3）肺胃实热

【临床表现】咽痛较剧，口渴多饮，咳嗽，痰黏稠，发热，大便偏干，小便短黄，咽部充血较甚，舌红，苔黄，脉数有力。

【用药指导】治宜：清热解毒，利咽解毒。可用儿童清咽解热口服液、小儿咽扁颗粒、清降片、射干利咽口服液、开喉剑喷雾剂（儿童型）、小儿清热片。热毒内盛者，可用赛金化毒散。大便干，可用黄栀花口服液。

2. 慢喉痹

（1）阴虚肺燥

【临床表现】咽喉干疼、灼热，多言之后症状加重，呛咳无痰，频频求饮，而饮量不多，午后及黄昏时症状明显。咽部充血呈暗红色，黏膜干燥，或有萎缩，或有淋巴滤泡增生。舌红，苔薄，脉细数。

【用药指导】治宜：养阴润燥，清肺利咽。可用金果饮口服液、养阴清肺口服液。

（2）肺脾气虚

【临床表现】咽喉干燥，但不欲饮，咳嗽，有痰易咯，平时畏寒，易感冒，神倦乏力，语声低微，大便溏薄，咽部充血较轻，舌苔白润，脉细弱。

【用药指导】治宜：健脾补肺，升清利咽。可用童康片、玉屏风口服液（颗粒）。

（3）痰热蕴结

【临床表现】咽喉不适，因受凉、疲劳、多言之后症状较重，咳嗽、咯痰黏稠，口渴喜饮，咽黏膜充血呈深红色，肥厚，有黄白色分泌物附着，舌红，苔黄腻，脉滑数。

【用药指导】治宜：清肺化痰利咽。可用小儿清热止咳糖浆（口服液）、儿童清肺丸（口服液）、鹭鸶咳丸、小儿肺热咳喘口服液、小儿清热利肺口服液。

（二）西医治疗

1. 急性咽炎　感染较重，全身症状较明显者，应卧床休息，多饮水及进流质饮食，同时选用抗生素和抗病毒药物治疗。全身症状较轻或无全身症状者，可采用局部治疗，如雾化吸入、含片、漱口液等。

2. 慢性咽炎

（1）病因治疗：消除各种致病或诱发因素。

（2）局部治疗：如含片，雾化吸入，冷冻，射频等。

第三节 消化系统疾病

一、鹅口疮

鹅口疮为白色念珠菌感染在黏膜表面形成白色斑膜的疾病。多见于新生儿和婴幼儿，营养不良、腹泻、长期使用广谱抗生素或激素的患儿常有此症。新生儿多由产道感染或因哺乳时奶头不洁及污染的乳具感染。

（一）中医辨证论治

中医又称之为"雪口"，以口腔、舌上满布白屑为特征。可由胎热内蕴，口腔不洁，感受秽毒之邪所致。其主要病变在心脾，因舌为心之苗，口为脾之窍，脾脉络于舌，若感受秽毒之邪，循经上炎，则发为口舌白屑之证。轻者治疗得当，预后良好；若体虚邪盛者，鹅口疮白屑蔓延，阻碍气道，也可影响呼吸，甚至危及生命。常见证候如下：

1. 心脾积热

【临床表现】口腔满布白屑，周围焮红较甚，面赤，唇红，或伴发热、烦躁、多啼，口干或渴，大便干结，小便黄赤，舌红，苔薄白，脉滑或指纹青紫。

【用药指导】治宜：清心泻脾。可选用小儿清热解毒口服液、王氏保赤丸、儿童清咽解热口服液、健儿清解液。大便干，口臭，舌红苔黄，可用黄栀花口服液、一捻金胶囊。亦可用冰硼散、青黛散、珠黄散、西瓜霜涂敷患处。

2. 湿热熏蒸

【临床表现】口腔黏膜、舌面、牙龈及上腭处均有白色点、片状物，拭之不去，舌质淡，苔白腻而黄，脉濡数，指纹紫。

【用药指导】治宜：清化湿热。可选用导赤丹、甘露消毒丹。亦可用冰硼散、青黛散、珠黄散、西瓜霜涂敷患处。

3. 虚火上浮

【临床表现】口腔内白屑散在，周围红晕不著，形体瘦弱，颧红，手足心热，口干不渴，舌红，苔少，脉细或指纹紫。

【用药指导】治宜：滋阴降火。可选用知柏地黄丸、六味地黄口服液。亦可用锡类散涂敷患处。

（二）西医治疗

1. 用弱碱性溶液，如2% ~5%碳酸氢钠清洗，涂擦冰硼油（中药冰硼散做成糊状蜜剂）、制霉菌素混悬剂等效果良好。

2. 加强营养，特别适量增加维生素 B_2、维生素 C 摄入。

3. 婴儿室应注意隔离和哺乳的消毒，以预防传播此病。

二、口炎

口炎是指口腔黏膜由于各种感染引起的炎症。本病多见于婴幼儿，常由病毒、细菌等感染引起。可单独发生，亦可继发于全身疾病，如急性感染、腹泻、营养不良、久病体弱和维生素 B、C 缺乏等。不注意食具及口腔卫生或各种疾病导致机体抵抗力下降等因素均可导致口炎的发生。包括疱疹性口炎、溃疡性口炎、卡他性口炎、牙龈炎、口角炎等口腔疾病。

（一） 中医辨证论治

中医称之为"口疮"，以齿龈、舌体、两颊、上颚等处出现黄白色溃疡，疼痛流涎，或伴发热为特征。若满口糜烂，色红作痛者，称为口糜；溃疡只发生在口唇两侧，称为燕口疮。多由感受风热之邪，或心脾积热，或虚火上炎，熏蒸口舌所致。其主要病变在心脾胃肾，因脾开窍于口、心开窍于舌、肾脉连舌本、胃经络齿龈。发病无明显季节性。发病年龄以 2～4 岁为多见。预后良好，若体质虚弱，则口疮可反复出现，迁延难愈。常见证候如下：

1. 风热乘脾

【临床表现】口唇、颊内、齿龈、上颚等处出现疱疹、溃疡，周围黏膜焮红，灼热疼痛，流涎拒食，伴发热、恶风，咽喉红肿疼痛，舌质红，苔薄黄，脉浮数，指纹浮紫。

【用药指导】治宜：疏风散火，清热解毒。可选用牛黄解毒片、双黄连口服液。亦可用冰硼散、锡类散、青黛散、西瓜霜、珠黄散、口腔炎喷雾剂涂敷患处。

2. 脾胃积热

【临床表现】颊内、齿龈、上腭、唇角等处溃疡较多，或满口糜烂，周围黏膜红赤灼热，疼痛拒食，烦躁流涎，面赤唇红，或伴身热、口臭，小便短赤，大便干结，舌质红，苔黄厚，脉滑数，指纹紫滞。

【用药指导】治宜：清热解毒，通腑泻火。可选用黄栀花口服液。亦可用冰硼散、锡类散、青黛散、西瓜霜、珠黄散、口腔炎喷雾剂涂敷患处。

3. 心火上炎

【临床表现】舌上、舌边溃烂，色赤疼痛，饮食困难，心烦不安，口干欲饮，小便短黄，舌尖红，苔薄黄，指纹紫，脉细数。

【用药指导】治宜：清心凉血，泻火解毒。可选用小儿化毒散，亦可用冰硼散、锡类散、青黛散、西瓜霜、珠黄散、双料喉风散、口腔炎喷雾剂涂敷患处。

4. 虚火上浮

【临床表现】口腔溃烂、周围色不红或微红，疼痛不甚，反复发作或迁延不愈，神疲颧红，口干不渴，舌红，苔少或花剥，指纹淡紫，脉细数。

【用药指导】治宜：滋阴降火，引火归元。可选用六味地黄丸、知柏地黄丸。亦可用锡类散涂敷患处。

（二）西医治疗

1. 疱疹性口炎　保持口腔清洁，补充维生素，对症治疗（退热、止痛等），继发细菌感染者加用抗生素。

2. 溃疡性口炎　不宜吃过热、过冷、过辣等刺激性食物，加强口腔护理，多休息；退热等对症治疗；加用阿莫西林等抗生素抗感染。

三、小儿胃炎

小儿胃炎是指由物理性、化学性、生物性有害因子作用于儿童，引起胃黏膜或胃壁的炎性病变。可分为急性胃炎、慢性胃炎和特殊类型胃炎。急性胃炎和特殊类型胃炎均因其发病原因及特点的局限性而临床相对少见，小儿以慢性浅表性胃炎多见。

（一）中医辨证论治

中医称之为"胃脘痛"。以胃脘部疼痛为特征，常伴腹胀、恶心呕吐、厌食、泛酸等症。多由饮食不节所致，较大儿童可与情志失调有关。年龄较小儿童常定位不准确，表述为不典型的脐周疼痛。近年来本病在儿科发病率有逐年上升的趋势，多见于学龄儿童，6 岁以下的儿童亦常见到。一年四季均可发病。常见证候如下：

1. 寒凝气滞

【临床表现】胃痛暴作，疼痛剧烈，以绞痛为主，畏寒喜暖，得温痛减，遇寒痛甚，口不渴，喜热饮，舌质淡，苔白，指纹淡红，脉弦紧或弦迟。

【用药指导】治宜：温中散寒，理气止痛。可选用良附丸或四磨汤口服液。

2. 饮食积滞

【临床表现】胃脘胀痛，拒按，嗳腐吞酸，或呕吐不消化之食物，吐后痛减，不思饮食，大便不爽，舌体胖，质红，苔厚腻，指纹紫滞，脉滑。

【用药指导】治宜：消食导滞，行气止痛。可选用保和丸、小儿肠胃康颗粒、健儿消食口服液、加味保和丸。

3. 湿热中阻

【临床表现】痛势急迫，胃脘灼热拒按，嘈杂，口干口苦，口渴不欲饮，小便黄，大便不畅，舌质红苔黄腻，指纹紫滞，脉滑数。

【用药指导】治宜：清热燥湿，化滞止痛。可选用枫蓼肠胃康颗粒、枳实导滞丸。

4. 肝胃不和

【临床表现】胃脘胀满，攻撑作痛，痛连两胁，嗳气频作，得嗳气或矢气则舒，每因情绪变化而痛作，苔多薄白，指纹紫滞，脉弦。甚则痛势急迫，心烦易怒，嘈杂吞酸，口干口苦，舌红苔黄，指纹紫，脉弦数。

【用药指导】治宜：疏肝理气，和胃止痛。可选用木香顺气丸、胃苏冲剂、气滞胃痛冲剂。

5. 脾胃虚寒

【临床表现】胃痛隐隐，喜暖喜按，空腹痛甚，得食则减，时呕清水，纳少，神疲，手足欠温，大便溏薄，舌质淡，边有齿痕，苔薄白，指纹淡，脉沉缓。

【用药指导】治宜：温中理脾，缓急止痛。可选用附子理中丸、温胃腹痛宁冲剂、小儿康颗粒、良附丸、香砂养胃丸。

6. 胃阴不足

【临床表现】胃脘隐隐灼痛，空腹时加重，烦渴思饮，口燥咽干，食少，大便干，舌红少苔或剥苔，指纹淡紫，脉细数或细弦。

【用药指导】治宜：养阴益胃，缓急止痛。可选用养胃舒颗粒。

7. 瘀血阻络

【临床表现】胃脘疼痛如针刺或刀割，痛处固定，拒按，疼痛持久，或见吐血、黑便，舌质紫黯或有瘀斑，指纹沉滞，脉涩。

【用药指导】治宜：活血化瘀，通络和胃。可选用元胡止痛片、血府逐瘀口服液。

（二）西医治疗

1. 急性胃炎　积极治疗原发病，避免服用一切刺激性食物和药物，及时纠正水、电解质紊乱；上消化道出血者应卧床休息，监测生命体征，静滴 H2RA 如西咪替丁、雷尼替丁，或质子泵抑制剂奥美拉唑，输血、血浆；细菌感染者应用有效抗生素。

2. 慢性胃炎　积极治疗原发病，去除病因；饮食治疗；药物治疗：黏膜保护剂（麦滋林－s 颗粒剂，蒙脱石粉剂），H2RA（西咪替丁、雷尼替丁等），胃肠动力药（吗丁啉），抗幽门螺杆菌治疗，抗酸药（复方碳酸钙），止血等。药物治疗一般为 4～8 周。

四、厌食症

厌食症是以较长时期的食欲减退或消失、食量减少为主要特征的疾病，是小儿时期较常见的病证。严重者可造成营养不良、多种维生素与微量元素缺乏，影响小儿生长发育，造成小儿面黄肌瘦，个子矮小。本病可发生于任何季节，但夏季暑湿当令之时，症状加重。以 1～6 岁小儿为多见，城市儿童发病率较高。

（一）中医辨证论治

中医称之为"厌食"，是小儿时期的一种常见病证，多由喂养不当、他病伤脾、先天不足、情志失调引起。其病变脏腑主要在脾胃。盖胃司受纳，脾主运化，脾胃调和，则口能知五谷饮食之味，脾胃失健，纳化不和，则造成厌食。患儿除食欲不振外，一般无其他明显不适，预后良好，但长期不愈者，可使气血生化乏源，抗病能力下降，而易罹患他症，甚或影响生长发育转化为疳证。常见证候如下：

1. 脾失健运

【临床表现】食欲不振，厌恶进食，食而乏味，或伴胸脘痞闷，嗳气泛恶，大便不调，偶尔多食后则脘腹饱胀，形体尚可，精神正常，舌淡红，苔薄白或薄腻，脉尚有力。

【用药指导】治宜：调和脾胃，运脾开胃。可选用小儿香橘丸、健儿消食口服液、保和丸、山麦健脾口服液。

2. 脾胃气虚

【临床表现】不思进食，食而不化，大便偏稀夹不消化食物，面色少华，形体偏瘦，肢倦乏力，舌质淡，苔薄白，脉缓无力。

【用药指导】治宜：健脾益气，佐以助运。可选用小儿健脾丸、醒脾养儿颗粒、健脾消食口服液、小儿香橘丸、小儿胃宝丸、儿康宁口服液。

3. 脾胃阴虚

【临床表现】不思进食，食少饮多，皮肤失润，大便偏干，小便短黄，甚或烦躁少寐，手足心热，舌红少津，苔少或花剥，脉细数。

【用药指导】治宜：滋脾养胃，佐以助运。可选用养胃舒颗粒、儿宝颗粒。

4. 脾胃湿热

【临床表现】不思进食，厌恶进食甚至拒食，口渴不欲饮，肢体倦怠，口臭，时有恶心，甚则呕吐，大便干结或臭秽，小便黄少，舌红，苔薄黄腻，脉滑数，指纹紫滞。

【用药指导】治宜：清热燥湿，健脾助运。可选用王氏保赤丸、保和丸、枫蓼肠胃康、肥儿丸。

5. 肝旺脾虚

【临床表现】食欲不振，厌恶进食，形体偏瘦，两胁胀满，平素烦躁易怒，夜寐欠安，兴奋躁动，口苦泛酸，嗳气呃逆，大便失调，舌红，苔薄黄，脉细小弦，指纹紫滞。

【用药指导】治宜：疏肝健脾，理气和胃。可选用小儿肠胃康颗粒、小儿七星茶颗粒、醒脾养儿颗粒。

（二）西医治疗

1. 合理喂养。

2. 培养良好的饮食卫生习惯。

3. 积极治疗原发病。

4. 停用引起胃肠反应的抗生素及其他药物。

5. 纠正微量元素缺乏。

6. 药物治疗：助消化剂；胃动力药；激素疗法。

7. 神经性厌食治疗：消除各种精神刺激因素，抗抑郁药。

五、小儿腹泻

小儿腹泻是一组由多病原、多因素引起的以大便次数增多和大便性状改变为特点的消化道综合征。是婴幼儿最常见的疾病之一。6个月~2岁婴幼儿发病率高，是造成小儿营养不良、生长发育障碍的主要原因之一。本病一年四季均可发生，以夏秋季节发病率为高。

（一）中医辨证论治

中医称之为"泄泻"，临床以大便次数增多，粪质稀薄或如水样为特征。多由感受外邪、伤于饮食、脾胃虚弱所致。其主要病变在脾胃。因胃主受纳腐熟水谷，脾主运化水湿和水谷精微，若脾胃受病，则饮食入胃之后，水谷不化，精微不布，清浊不分，合污而下，致成泄泻。本病一年四季均可发生，以夏秋季节发病率为高，不同季节发生的泄泻，证候表现有所不同。2岁以下小儿发病率高，轻者治疗得当，预后良好；重者下泄过度，易见气阴两伤，甚至阴竭阳脱；久泻迁延不愈者，则易转为疳证。常见证候如下：

1. 常证

（1）湿热泻

【临床表现】大便水样，或如蛋花汤样，泻下急迫，量多次频，气味秽臭，或见少许黏液，腹痛时作，食欲不振，或伴呕恶，神疲乏力，或发热烦躁，口渴，小便短黄，舌质红，苔黄腻，脉滑数，指纹紫。

【用药指导】治宜：清肠解热，化湿止泻。可选用葛根芩连微丸、苍苓止泻口服液、枫蓼肠胃康、儿泻停颗粒、小儿肠胃康颗粒。

（2）风寒泻

【临床表现】大便清稀，夹有泡沫，臭气不甚，肠鸣腹痛，或伴恶寒发热，鼻流清涕，咳嗽，舌质淡，苔薄白，脉浮紧，指纹淡红。

【用药指导】治宜：疏风散寒，化湿和中。可选用藿香正气口服液、纯阳正气丸。

（3）伤食泻

【临床表现】大便稀溏，夹有乳凝块或食物残渣，气味酸臭，或如败卵，脘腹胀满，便前腹痛，泻后痛减，腹痛拒按，嗳气酸馊，或有呕吐，不思乳食，夜卧不安，舌苔厚腻，或微黄，脉滑实，指纹滞。

【用药指导】治宜：运脾和胃，消食化滞。可选用保和丸、小儿化食丸。

（4）脾虚泻

【临床表现】大便稀溏，色淡不臭，多于食后作泻，时轻时重，面色萎黄，形体消瘦，神疲倦怠，舌淡苔白，脉缓弱，指纹淡。

【用药指导】治宜：健脾益气，助运止泻。可选用健脾八珍糕、小儿脾虚宁泡腾颗粒、小儿腹泻宁糖浆。

（5）脾肾阳虚泻

【临床表现】久泻不止，大便清稀，澄澈清冷，完谷不化，或见脱肛，形寒肢冷，面色㿠白，精神萎靡，睡时露睛，舌淡苔白，脉细弱，指纹色淡。

【用药指导】治宜：温补脾肾，固涩止泻。可选用附子理中丸，小儿腹泻外敷散。

2. 变证

（1）气阴两伤

【临床表现】泻下过度，质稀如水，精神萎软或心烦不安，目眶及囟门凹陷，皮肤干燥或枯瘪，啼哭无泪，口渴引饮，小便短少，甚至无尿，唇红而干，舌红少津，苔少或无苔，脉细数。

【用药指导】治宜：健脾益气，酸甘敛阴。可选用参麦注射液。

（2）阴竭阳脱

【临床表现】泻下不止，次频量多，精神萎靡，表情淡漠，面色青灰或苍白，哭声微弱，啼哭无泪，尿少或无，四肢厥冷，舌淡无津，脉沉细欲绝。

【用药指导】治宜：挽阴回阳，救逆固脱。可选用参附注射液，生脉饮。若出现变证，急则治标，当先配合西医液体疗法治疗变证，此时口服中成药缓不济急。

（二）西医治疗

1. 急性腹泻　预防和纠正脱水，继续饮食，合理用药。

2. 迁延和慢性腹泻　医院治疗（积极做好液体疗法，预防和纠正水电解质、酸碱平衡紊乱；继续饮食；肠黏膜保护剂和微生态制剂等药物治疗）。

3. 非感染性腹泻　调整饮食，积极治疗全身性原发病，去乳糖饮食，无双糖饮食。

六、便秘

便秘是小儿常见的症状，主要指大便干燥坚硬，秘结不通，排便时间间隔较久（＞2天），或虽有便意而排不出大便。一年四季均可发病。由于排便困难，部分小儿可发生食欲不振，睡眠不安，或可由于便时用力，引起肛裂或痔疮。

（一）中医辨证论治

中医称之为"便秘"，亦称"便闭"、"秘结"、"大便不通"，临床以大便干燥坚硬，或秘结不通，次数减少，间隔时间延长或虽有便意但排出困难为特征。多由饮食不当，过食辛辣、香燥、炙煿之品，或食物过于精细，致燥热内结，肠腑传导失常所致；或先天不足，后天失养，或他病影响，或用药不当，或汗出太过等致气血不足，肠腑失于濡养，传导无力所致。可单独存在，亦可发生在其他疾病的过程中。常见证候如下：

1. 实秘

（1）食积便秘

【临床表现】大便闭结，脘腹胀满，不思乳食，或恶心呕吐，手足心热，小便短黄，苔黄腻，指纹紫滞，或脉沉有力。

【用药指导】治宜：消积导滞，清热化湿。可选用枳实导滞丸、小儿复方鸡内金散、小儿喜食糖浆。

（2）燥热便秘

【临床表现】大便干结，排出困难，甚至秘结不通，面红身热，口干口臭，腹胀或痛，小便短赤，或口舌生疮，舌质红，苔黄燥，指纹紫滞，或脉滑数。

【用药指导】治宜：清热润肠通便。可选用麻仁丸、麻仁润肠丸、黄栀花口服液、一捻金胶囊。

（3）气滞便秘

【临床表现】大便秘结，欲便不得，嗳气频作，胸腹痞闷胀痛，舌质红，苔薄白，指纹滞，或脉弦。

【用药指导】治宜：疏肝理气，导滞通便。可选用木香槟榔丸。

2. 虚秘

（1）气虚便秘

【临床表现】虽有便意，大便不干硬，但努挣乏力，难于排出，挣则汗出气短，便后疲乏，面白，神疲懒言，舌淡，苔薄，指纹淡，或脉弱。

【用药指导】治宜：健脾益气，润肠通便。可选用补中益气丸、健儿消食口服液。

（2）血虚便秘

【临床表现】大便干结，努挣难下，面白无华，唇甲色淡，头晕心悸，舌淡嫩，苔薄白，指纹淡，或脉细弱。

【用药指导】治宜：养血润肠通便。可选用桑椹膏。

（二）西医治疗

1. 有原发病者积极治疗原发病（如甲状腺功能低下等）。

2. 治疗单纯性便秘的根本应放在改善饮食结构，多补充水分和含纤维素多的食物（如谷物、蔬菜等），同时养成排便习惯。

3. 药物治疗只在必要时临时使用，如开塞露等。

第四节　心肝疾病

一、病毒性心肌炎

病毒性心肌炎是由病毒感染引起的以局限性或弥漫性心肌炎性病变为主的疾病，以神疲乏力，面色苍白，心悸，气短，肢冷，多汗为临床特征。临床表现轻重不一，轻者可无明显的自觉症状，只出现心电图改变；重者心律失常、心脏扩大，少数发生心源性休克或急性心力衰竭，甚至猝死。本病如能及早诊断和治疗，预后大多良好，部分患儿因治疗不及时或病后调养失宜，可迁延不愈而致顽固性心律失常。

（一）中医辨证论治

病毒性心肌炎在古代医籍中无专门记载，但有与本病相似症状的描述。根据本病的主要临床症状，属于中医学风温、心悸、怔忡、胸痹、猝死等范畴。小儿素体正气亏虚是发病之内因，温热邪毒侵袭是发病之外因，瘀血、痰浊为病变过程中的病理产物，疾病耗气伤阴为主要病理变化，病程中或邪实正虚，或以虚为主，或虚中夹实，病机演变多端，要随证辨识，特别要警惕心阳暴脱变证的发生。临床常见的证候如下：

1. 风热犯心

【临床表现】发热，低热绵延，或不发热，鼻塞流涕，咽红肿痛，咳嗽有痰，四肢酸痛，头晕乏力，心悸气短、胸闷胸痛，舌质红，舌苔薄，脉数或结代。

【用药指导】治宜：疏风清热，宁心复脉，可选用银翘解毒丸、双黄连注射液。

2. 湿热侵心

【临床表现】寒热起伏，全身肌肉酸痛，恶心呕吐，腹痛泄泻，心悸胸闷，肢体乏力，舌质红，苔黄腻，脉濡数或结代。

【用药指导】治宜：清热化湿，宁心安神，可选用甘露消毒丹。

3. 气阴亏虚

【临床表现】心悸不宁，活动后尤甚，少气懒言，神疲倦怠，头晕目眩，烦热口渴，夜寐不安，舌光红少苔，脉细数或促或结代。

【用药指导】治宜：益气养阴，宁心复脉，可选用生脉饮口服液、黄芪生脉饮、玉丹荣心丸、生脉注射液。

4. 心脾两虚

【临床表现】心悸怔忡，胸闷气短，面色少华，头晕健忘，失眠多梦，厌食纳差，倦怠乏力，便溏，舌淡有齿痕，苔白而润，脉缓细弱或结或代，指纹淡。

【用药指导】治宜：补益心脾，宁心安神，可选用归脾丸、人参养荣丸。

5. 痰瘀阻络

【临床表现】心悸不宁，胸闷憋气，心前区痛如针刺，脘闷呕恶，面色晦暗，唇甲青紫，舌体胖，舌质紫暗，或舌边尖见有瘀点，舌苔腻，脉滑或结代。

【用药指导】治宜：豁痰活血，化瘀通络，可选用丹参注射液。

6. 心阳虚弱

【临床表现】心悸怔忡，神疲乏力，畏寒肢冷，面色苍白，头晕多汗，甚则肢体浮肿，呼吸急促，舌质淡胖或淡紫，脉缓无力或结代。

【用药指导】治宜：温振心阳，宁心安神，可选用参麦注射液、参附注射液。

（二）西医治疗

1. 一般疗法　重症患儿应卧床休息以减轻心脏负担及减少耗氧量。心脏扩大及并发心力衰竭者，应延长卧床时间，至少3～6个月。

2. 药物治疗

（1）针对心肌治疗：①维生素 C 及改善心肌代谢的药物。在急性期可静脉注射大剂量维生素 C，每次 100～200mg/kg，1 日 1 次；并用能量合剂（三磷酸腺苷、辅酶 A 等，溶于 10% 葡萄糖注射液中）静脉滴注，1 日 1 次。②免疫抑制剂。重症患儿可用地塞米松或氢化可的松静脉滴注。③出现心力衰竭，可用强心剂如地高辛或毛花苷 C（西地兰），剂量为常规量的 1/3～2/3，注意防止洋地黄中毒。④严重心律失常，选用心律平、慢心律等抗心律失常药。

二、多发性抽动症

多发性抽动症，又称为小儿抽动秽语综合征，是起病于儿童时期的一种复杂的慢性神经精神障碍性疾病。临床常见以表情肌、颈肌或四肢、腹部肌肉迅速、反复、不规则的运动性抽动、发声性抽动起病。好发年龄在 4 ~ 12 岁，病程持续时间长，可自行缓解或加重。本病发病无季节性，男孩发病率较女孩约高 3 倍。

（一）中医辨证论治

中医古籍中无本病的病名，根据"怪病多责之于痰，抽动多责之于风"的理论，本病与痰证、风证有关，可归属于慢惊风、抽搐、瘛疭、筋惕肉𥆧等范畴。多发性抽动症的病因是多方面的，与先天禀赋不足、产伤、窒息、感受外邪、情志失调等因素有关，多由五志过极，风痰内蕴而引发。病位主要在肝，与心、脾、肾密切相关。常见的证候如下：

1. 肝亢风动

【临床表现】抽动频繁有力，多动难静，面部抽动明显，不时喊叫，声音高亢，任性，自控力差，甚至自伤自残，伴烦躁易怒，头晕头痛，或胁下胀满，舌红，苔白或薄黄，脉弦有力。

【用药指导】治宜：平肝潜阳，息风止痉，可选用天麻钩藤颗粒。

2. 痰火扰神

【临床表现】抽动有力，发作频繁，喉中痰鸣，口出异声秽语，偶有眩晕，睡眠多梦，喜食肥甘，烦躁易怒，大便秘结，小便短赤，舌红苔黄腻，脉数。

【用药指导】治宜：清热化痰，宁心安神，可选用礞石滚痰丸（片），牛黄镇惊丸。

3. 气郁化火

【临床表现】抽动频繁有力，脾气急躁，注意力不集中，秽语连连，面红耳赤，头晕头痛，胸胁胀闷，口苦喜饮，目赤咽红，大便干结，小便短赤，舌红苔黄，脉弦数。

【用药指导】治宜：清肝泻火，息风止痉，可选用当归龙荟丸、泻青丸。

4. 脾虚痰聚

【临床表现】抽动日久，发作无常，抽动无力，喉中痰声，形体虚胖，食欲不振，健忘，困倦多寐，面色萎黄，大便溏，舌淡红，苔白腻，脉沉滑。

【用药指导】治宜：健脾柔肝，行气化痰，可选用琥珀抱龙丸。

5. 脾虚肝亢

【临床表现】腹部抽动明显，性情急躁，烦躁易怒，注意力不集中，手脚多动，难于静坐，睡眠不安，多梦，目赤口苦，叹息胁胀，健忘，食欲不振，便溏，舌淡红，苔薄白，脉细弦。

【用药指导】治宜：缓肝理脾，息风止痉，可选用六君子丸合泻青丸。

6. 阴虚风动

【临床表现】肢体震颤，筋脉拘急，咽干，形体消瘦，脾气急躁，头晕耳鸣，两颧潮红，手足心热，睡眠不安，大便干结，尿频或遗尿，舌红绛，少津，苔少光剥，脉细数。

【用药指导】治宜：滋阴养血，柔肝息风，可选用杞菊地黄丸、六味地黄口服液。

（二）西医治疗

多发性抽动症的治疗包括心理行为治疗、精神心理治疗、行为治疗、饮食调整和环境治疗，以及药物治疗。当抽动症状影响机体功能和非药物干涉无效的情况下，考虑药物治疗。一般多选用多巴胺受体阻滞剂氟哌啶醇、泰必利等。药物剂量宜个体化，从小剂量开始，缓慢逐渐地增加，使之达到令人满意的最小剂量从而把症状控制到可耐受的水平，并时刻注意可能发生的药物副作用。

三、小儿惊厥

惊厥是小儿时期常见的一种急重病证，由多种原因及多种疾病所引起，临床以颈项强直、四肢抽搐，甚则角弓反张，或伴意识不清甚至昏迷为主要症状。1～5岁儿童为多见，年龄越小，发病率最高，一年四季均可发生。惊厥可发生于多种疾病之中。其中伴有发热者，多为感染性疾病所致，颅内感染性疾病常见有脑膜炎、脑炎、脑脓肿等；颅外感染性疾病常见有高热惊厥，各种严重感染如中毒性菌痢、中毒性肺炎、败血症等。不伴有发热者，多为非感染性疾病所致，如水及电解质紊乱、低血糖、药物中毒、食物中毒等。

（一）中医辨证论治

古代医家称之为"惊风"，并将其概括为八候：搐、搦、掣、颤、反、引、窜、视。惊风一证在唐代以前，多与痫证混称，宋代《太平圣惠方》始将惊风与痫证区别开来，并创急惊风、慢惊风之病名。凡起病急暴、属阳属实者，称为急惊风；凡病久中虚、属阴属虚者，称为慢惊风；慢惊风中若出现纯阴无阳的危重证候，称为慢脾风。其中，急惊风痰、热、惊、风四证俱备，多由外感时邪、内蕴湿热和暴受惊恐而引发，相当于西医的高热惊厥。临床常见的证候如下：

1. 风热动风

【临床表现】起病急骤，多为高热，神昏，双目上视，颜面青紫，牙关紧闭，四肢抽搐，角弓反张，可伴有咽痛，流涕，咳嗽，鼻塞，烦躁，头痛；舌质红，苔薄黄，脉浮数或弦浮，指纹紫滞。

【用药指导】治宜：疏风清热，息风定惊，可选用羚羊角口服液、小儿回春丹、娃娃宁泡腾片、珠珀猴枣散。

2. 气营两燔

【临床表现】起病较急，多为壮热或高热不退，头痛项强，神志昏迷，反复抽搐，烦躁，恶心呕吐，嗜睡，多汗，口渴，便秘；舌质红绛，苔黄或黄腻或黄糙，脉弦数或滑数，指纹紫滞。

【用药指导】治宜：清气凉营，息风开窍，可选用牛黄清心丸、紫雪丹、玉枢丹。

3. 湿热疫毒

【临床表现】起病急，多为持续高热或突然高热，频繁抽搐，神志昏迷，谵语，四肢厥冷，腹痛或呕吐，大便黏腻或夹脓血；舌质红，苔黄腻，脉滑数，指纹紫滞。

【用药指导】治宜：清热化湿，解毒息风，可选用玉枢丹加白头翁散。

4. 惊恐惊风

【临床表现】多有惊吓史。平素情绪紧张，胆小易惊，暴受惊恐后出现夜间惊啼，惊惕不安，身体战栗，喜投母怀，面色乍青乍白，甚至四肢抽搐，牙关紧闭，角弓反张，神志不清，大便色青；脉律不整，指纹紫滞。

【用药指导】治宜：镇惊安神，平肝息风，可选用琥珀抱龙丸、牛黄镇惊丸、珠珀猴枣散。

5. 邪陷心肝

【临床表现】起病急骤，传变迅速，多为高热不退，烦躁，神志昏迷，反复抽搐，两目上视，谵语，口渴，便秘；舌质红，苔黄腻，脉数，指纹紫滞。

【用药指导】治宜：清心开窍，平肝息风，可选用安宫牛黄丸。

（二）西医治疗

惊厥发作时的治疗：尽快控制发作，同时积极寻找原发感染，确定发热的原因，退热和抗感染同时进行。

1. 退热　物理降温，用冷湿毛巾敷额头处，过高热时头、颈侧放置冰袋。药物降温，安乃近滴鼻，或用安痛定每次 1～2ml 肌肉注射。

2. 抗惊厥　10% 水合氯醛 40～60 mg/kg，保留灌肠，或用苯巴比妥钠，每次 8～10mg/kg，肌肉注射。惊厥持续 30 分钟以上，可用地西泮（安定），每次 0.3～0.5mg/kg，最大量不超过 10mg，静脉缓慢注射，注射过程中注意防止呼吸抑制。

3. 预防脑损伤　减轻惊厥后脑水肿。惊厥持续 30 分钟以上者，给予吸氧，并用高张葡萄糖 1g/kg 静脉注射；或用 20% 甘露醇 1～2g/kg，于 20～30 分钟内快速静脉滴注，必要时 6～8 小时重复 1 次。

四、癫痫

癫痫是以突然仆倒，昏不识人，口吐涎沫，两目上视，肢体抽搐，惊掣啼叫，喉中发出异声，片刻即醒，醒后如常人为特征，具有反复发作特点的一种疾病。本病多发生于 4 岁以上的儿童，男女之比为 (1.1～1.7)：1。癫痫是由多种原因引起的脑部慢性疾患，为脑内神经元群反复发作性过度放电所致的脑功能异常。

（一）中医辨证论治

癫痫之病，中医学中最早称之为痫证，亦有将癫痫称为癫病、巅疾之说。癫痫发作的原因包括顽痰内伏、暴受惊恐、惊风频发、外伤血瘀等。其病位主要在心、肝、脾、肾。肾为先天之本，脾为后天之本，先天禀赋不足元阴亏乏，后天调摄失宜脾失运化，均可造成气机不利，津液运行不畅，日久可使痰浊内生，若复受于惊，惊则气乱，痰随气逆，上蒙心窍则神昏，横窜经络引动肝风则抽搐。临床常见证候如下：

1. 惊痫

【临床表现】起病前常有惊吓史，发作时惊叫、吐舌、急啼、惊惕不安、神志恍惚、面色时红时白、四肢抽搐、神昏，平素胆小易惊、精神恐惧或烦躁易怒、寐中不安，舌淡红，舌苔白，脉弦或脉乍大乍小，指纹青。

【用药指导】治宜：镇惊安神定惊，可选用医痫丸、琥珀抱龙丸、朱砂安神丸。

2. 痰痫

【临床表现】发作时瞪目直视，喉中痰鸣，痰涎壅盛，四肢抽搐或局部抽动，或抽搐不甚明显，意识丧失、神志恍惚、失神，或可头痛、腹痛、肢体疼痛，平素面色少华，口黏多痰，胸闷呕恶，可伴有智力低下，舌淡红，苔白腻，脉滑。

【用药指导】治宜：豁痰开窍顺气，可选用镇痫片、小儿牛黄清心散、天黄猴枣散、小儿抗痫胶囊、琥珀抱龙丸。

3. 风痫

【临床表现】常由外感发热起病，以反复发作为特点，发作时突然仆倒，两目上视或斜视，牙关紧闭，口吐白沫，口唇及面部色青，颈项强直，全身强直或阵挛或四肢抽搐，神志不清，舌淡红，苔白腻，脉弦滑。

【用药指导】治宜：平肝息风止痉，可选用妙灵丹、牛黄抱龙丸、八宝惊风散。

4. 瘀血痫

【临床表现】既往产伤病史和（或）脑外伤病史和（或）

颅脑感染史，发作时头部晕眩，单侧或四肢抽搐，抽搐部位固定，或肢体麻木，或头部刺痛，且痛有定处。年长女孩的发作往往与月经周期有关，行经前易发作，平素易见胸胁少腹胀满。舌紫暗或有瘀点，苔少，脉涩，指纹沉滞。

【用药指导】治宜：活血化瘀通窍，可选用通窍活血胶囊，血府逐瘀口服液。

5. 脾虚痰盛

【临床表现】发作次数频繁，反复发作，抽搐无力，平素面色无华，时作头晕，神疲乏力，胸脘痞闷，泛恶易呕，咯吐痰涎，食欲欠佳，大便稀薄，舌淡，苔腻，脉细软，指纹淡红。

【用药指导】治宜：健脾化痰，可选用六君子丸。

6. 脾肾两虚

【临床表现】发病年久，屡发不止，发作时多以瘛疭抖动为主要表现，平素时有头晕，腰膝酸软，四肢不温，睡眠不宁，神疲乏力，少气懒言，体质较差，可伴有智力发育迟滞，大便稀薄，舌淡或淡红，苔白，脉沉细无力，指纹淡红。

【用药指导】治宜：补益脾肾，可选用金匮肾气丸。

（二）西医治疗

癫痫持续状态：一次癫痫发作持续时间长达 30 分钟以上，或者虽有间歇期，但意识不能恢复，反复发作连续 30 分钟以上者称为癫痫持续状态。癫痫持续状态的治疗原则是：

1. 控制惊厥发作，选用强有力的抗惊厥药物，经注射途径给药。

2. 维持生命功能，预防和控制并发症，特别应注意避免脑水肿、酸中毒、过高热、呼吸循环衰竭、低血糖等的发生。

3. 积极寻找病因，针对病因处理。

4. 发作停止以后，立即开始长期抗癫痫药物治疗。

常用抗惊厥药物：

1. 地西泮（安定） 是治疗各型癫痫持续状态的首选药物。剂量为每次 0.25 ~ 0.5mg/kg，或按每次 1 ~ 2mg/岁，婴儿期可按每次 0.3mg/kg 计算。原药液不经稀释，静脉慢推，注射速度每分钟 1mg，新生儿则需每分钟 0.1 ~ 0.2mg。必要时 20 分钟后重复应用 1 次，在 24 小时内可重复应用 2 ~ 4 次。

2. 苯巴比妥钠 每次 5 ~ 10mg/kg，肌注。

对于癫痫持续状态的病儿要采取严密的监护措施，维持正常的呼吸、循环、血压、体温，并避免发生缺氧、缺血性脑损伤。

五、缺铁性贫血

缺铁性贫血，是由于体内铁缺乏致使血红蛋白合成减少而引起的一种小细胞低色素性贫血。本病多见于婴幼儿，以 6 个月 ~ 3 岁最常见。其主要临床表现为皮肤黏膜苍白或萎黄、倦怠乏力、食欲不振、烦躁不安等。本病轻中度一般预后较好；重度贫血或长期轻中度贫血可导致脏腑功能失调，影响儿童健康成长。

（一）中医辨证论治

本病属于中医学"血虚"范畴。多由于小儿先天禀赋不足，后天喂养不当，或感染诸虫、疾病损伤等导致本病。病变主要在脾肾心肝。血虚不荣是主要病理基础。由于以上各种病因，造成脾虚运化失职不能化生气血，肾虚精亏，髓失充养，阴血不生，心失气血充养心神不宁，肝失阴血充养虚火内生，因而产生本病临床的种种证候。常见的证候如下：

1. 脾胃虚弱

【临床表现】长期纳食不振，神疲乏力，形体消瘦，面色苍黄，唇淡甲白，大便不调，舌淡苔白，脉细无力，指纹淡红。

【用药指导】治宜：健运脾胃，益气养血，可选用小儿健脾化积口服液、健脾生血颗粒、小儿生血糖浆、肥儿糖浆、健脾八珍糕、小儿脾健灵糖浆、参术儿康糖浆、复方太子参颗粒。

2. 心脾两虚

【临床表现】面色萎黄或苍白，唇淡甲白，发黄稀疏，时有头晕目眩，心悸心慌，夜寐欠安，语声不振甚至低微，气短懒言，体倦乏力，纳食不振，舌淡红，脉细弱，指纹淡红。

【用药指导】治宜：补脾养心，益气生血，可选用小儿生血糖浆、健脾生血颗粒、归脾丸、小儿脾健灵糖浆。

3. 肝肾阴虚

【临床表现】面色皮肤黏膜苍白，爪甲色白易脆，发育迟缓，头晕目涩，两颧潮红，潮热盗汗，毛发枯黄，四肢震颤抽动，舌红，苔少或光剥，脉弦数或细数。

【用药指导】治宜：滋养肝肾，益精生血，可选用小儿生血糖浆、左归丸。

4. 脾肾阳虚

【临床表现】面色白，唇舌爪甲苍白，精神萎靡不振，纳谷不馨，或有大便溏泄，发育迟缓，毛发稀疏，四肢不温，舌淡苔白，脉沉细无力，指纹淡。

【用药指导】治宜：温补脾肾，益阴养血，可选用小儿生血糖浆、右归丸。

（二）西医治疗

1. 一般治疗　合理喂养，增加富含铁质、维生素 C 和蛋白质的食物，保证充足睡眠，预防感染。

2. 病因治疗　及时查明、祛除病因是治疗贫血的关键。如驱除钩虫、手术矫治肠道畸形、控制慢性失血及感染等。

3. 铁剂治疗　一般用硫酸亚铁口服，每次 5 ~ 10 mg/kg，1 日 2 ~ 3 次，同时服维生素 C 有助吸收。服用至血红蛋白达正常水平后 2 个月左右再停药。

第五节　肾系疾病

一、急性肾小球肾炎

急性肾小球肾炎简称急性肾炎，是儿科常见的免疫反应性肾小球疾病，临床以急性起病，浮肿、少尿、血尿、蛋白尿及高血压为主要特征。本病多见于感染之后，尤其是溶血性链球菌感染之后，故称为急性链球菌感染后肾炎。多发生于 3 ~ 12 岁儿童。发病前多有前驱感染史。发病后轻重悬殊，轻者除实验室检查异常外，临床无明显症状，重者可出现并发症（高血压脑病、急性循环充血及急性肾功能衰竭）。多数患儿于发病 2 ~ 4 周内消肿，肉眼血尿消失，血压正常，残余少量蛋白尿，镜下血尿多于 3 ~ 6 个月内消失。近年来，由于采取中西医结合的治疗措施，严重并发症明显减少，预后大多良好。

（一）中医辨证论治

中医古代文献中无肾炎病名记载，但据其临床表现，多属"水肿"、"尿血"范畴。急性肾小球肾炎的主要病因为外感风邪、湿热、疮毒，导致肺脾肾三脏功能失调，其中以肺脾功能失调为主。急性肾炎的病位主要在肺脾肾，涉及心肝。可概括为"其标在肺，其制在脾，其本在肾"。风、热、毒与水湿互结，通调、运化、开阖失司，水液代谢障碍而为肿；热伤下焦血络而致尿血。重证水邪泛滥可致邪陷心肝、水凌心肺、水毒内闭之证。若湿热久恋，伤阴耗气，可致阴虚邪恋或气虚邪恋，使病程迁延；病久入络，致脉络阻滞，尚可出现尿血不止、面色晦滞、舌质紫等瘀血之证。常见的证候如下：

1. 急性期

（1）常证

①风水相搏

【临床表现】水肿自眼睑开始迅速波及全身，以头面部肿势为著，皮色光亮，按之凹陷随手而起，尿少色赤，微恶风寒或伴发热，咽红咽痛，骨节酸痛，鼻塞咳嗽，舌质淡，苔薄白或薄黄，脉浮。

【用药指导】治宜：疏风宣肺，利水消肿。可选用银黄口服液。风热蕴结于咽喉者，可加用小儿清咽颗粒。

②湿热内侵

【临床表现】头面肢体浮肿或轻或重，小便黄赤而少，尿血，烦热口渴，头身困重，常有近期疮毒史，舌质红，苔黄腻，脉滑数。

【用药指导】治宜：清热利湿，凉血止血。可选用肾炎片、蓝芩口服液。若血尿重者，可加用血尿胶囊。

（2）变证

①邪陷心肝

【临床表现】肢体面部浮肿，头痛眩晕，烦躁不安，视物模糊，口苦，恶心呕吐，甚至抽搐，昏迷，尿短赤，舌质红，苔黄糙，脉弦数。

【用药指导】治宜：平肝泻火，清心利水。可选用清开灵注射液、龙胆泻肝丸。昏迷抽搐可加服牛黄清心丸或安宫牛黄丸。

②水凌心肺

【临床表现】全身明显浮肿，频咳气急，胸闷心悸，不能平卧，烦躁不宁，面色苍白，甚则唇指青紫，舌质暗红，舌苔白腻，脉沉细无力。

【用药指导】治宜：泻肺逐水，温阳扶正。若见面色灰白，四肢厥冷，汗出脉微，应急用参附注射液、生脉注射液。

③水毒内闭

【临床表现】全身浮肿，尿少或尿闭，色如浓茶，头晕头痛，恶心呕吐，嗜睡，甚则昏迷，舌质淡胖，苔垢腻，脉象滑数或沉细数。

【用药指导】治宜：通腑泄浊，解毒利尿。呕吐频繁，可服玉枢丹。昏迷惊厥加用安宫牛黄丸。

2. 恢复期　若浮肿消退、尿量增加、血压下降、血尿及蛋白尿减轻，即标志病程进入了恢复期。此期为正气渐虚，余邪留恋阶段，其中在恢复期早期，常以湿热留恋为主。

①阴虚邪恋

【临床表现】乏力头晕，手足心热，腰酸盗汗，或有反复咽红，舌红苔少，脉细数。

【用药指导】治宜：滋阴补肾，兼清余热。可选用知柏地黄丸合二至丸。

②气虚邪恋

【临床表现】身倦乏力，面色萎黄，纳少便溏，自汗出，易于感冒，舌淡红，苔白，脉缓弱。

【用药指导】治宜：健脾益气，兼化湿浊。可选用参苓白术散。

（二）西医治疗

1. 常规治疗

（1）一般治疗：急性期需卧床 2~3 周，直到肉眼血尿消失，水肿减退，血压正常，即可下床轻微活动。血沉正常可上学，但应避免重体力活动。尿沉渣细胞绝对计数正常后可恢复体力活动。饮食方面对有水肿高血压者应限盐及水。食盐以

60mg/（kg·d）为宜。水分一般以不显性失水加尿量计算。有氮质血症者应限蛋白，可给予优质蛋白质 0.5g/（kg·d）。

（2）抗感染：使用对溶血性链球菌敏感的抗生素，以清除病灶。常用青霉素 G，每日 5 万 U/Kg，分 2 次肌注，连用 7～10 天。青霉素过敏者改用红霉素。

（3）对症处理：水肿显著者可用呋塞米（速尿），每次 1～2mg/kg，每日 2～3 次口服；尿量显著减少伴氮质血症者，可肌注或静脉注射，每 6～8 小时 1 次。高血压者可选用硝苯地平，每次 0.2～0.3mg/kg，每日 3～4 次口服。

2. 并发症治疗

（1）高血压脑病：应快速降压，可选用硝普钠 25mg 加入 5% 葡萄糖注射液 500ml 中（50μg/ml）以每分钟 0.02ml/kg（1μg/ml）速度静脉点滴，此药滴入即起降压作用，无效时可增加滴速，但最大不超过每分钟 0.16ml/kg。也可用利血平肌注降压，每次 0.07 mg/kg，最大量不超过 1.5mg/次。还可选用卡托普利，每日 1mg/kg，最大量每日 6mg/kg，分 3 次口服。快速利尿，可用呋塞米，每次 1～2mg/kg，加入 5% 葡萄糖注射液 20ml 中稀释后缓慢静脉推注。同时保持呼吸道通畅，及时给氧。

（2）急性循环充血：严格限制钠水摄入、快速利尿、降压，以减轻心脏前后负荷。仍不能控制症状时，需采用腹膜透析，以迅速缓解循环过度负荷。

（3）急性肾功能衰竭：严格控制水分入量，"量出为入"。每日液量 = 尿量 + 不显性失水 + 异常损失 - 食物代谢和组织分解所产生的内生水。不显性失水按 400ml/m²·d，儿童 10ml/kg·d，内生水按 100ml/m²·d。宜选用低蛋白、低盐、低钾和低磷饮食。少尿和尿闭者应快速利尿。纠正水电解质紊乱及酸中毒，必要时透析。

二、肾病综合征

肾病综合征是小儿常见的肾脏疾病之一，以大量蛋白尿、低蛋白血症、高胆固醇血症及不同程度的水肿为主要特征。本病多发生于 2～8 岁小儿，其中以 2～5 岁为发病高峰，男多于女，部分患儿因多次复发，病程迁延。

（一）中医辨证论治

小儿肾病属中医学水肿范畴，且多属阴水，以肺脾肾三脏虚弱为本，尤以脾肾亏虚为主。小儿禀赋不足，久病体虚，外邪入里，致肺脾肾三脏亏虚是发生本病的主要因素。而肺脾肾三脏功能虚弱，气化、运化功能失常，封藏失职，精微外泄，水液停聚则是本病的主要发病机理。肾病的病情演变，多以肺肾气虚、脾肾阳虚为主，病久不愈或反复发作或长期使用激素者，可阳损及阴，肝失滋养，出现肝肾阴虚或气阴两虚之证。常见的证候如下：

1. 本证

（1）肺脾气虚证

【临床表现】全身浮肿，颜面为著，面色苍白或萎黄，身重困倦，气短乏力，声低懒言，自汗，纳呆，便溏，小便短少，平素易感冒，舌淡或淡胖，苔白或白滑，脉浮细，指纹淡红。

【用药指导】治宜：健脾益气，宣肺利水。可选用雷公藤多苷片、玉屏风颗粒、百令胶囊、至灵胶囊、丹参注射液、红花注射液。

（2）脾虚湿困证

【临床表现】全身浮肿，肢体为著，按之凹陷，面色萎黄，身体困重，倦怠乏力，或兼胸闷，腹胀，纳少，便溏，小便短少，舌淡胖，舌边有齿痕，苔厚腻，脉沉缓，指纹淡红。

【用药指导】治宜：健脾益气，渗湿利水。可选用肾炎消肿片、玉屏风颗粒、雷公藤多苷片、丹参注射液、红花注射液、香丹注射液。

（3）脾肾阳虚证

【临床表现】全身明显浮肿，按之深陷难起，腰腹下肢尤甚，或伴胸水、腹水，畏寒肢冷，身体重着，神疲倦卧，脘腹胀满，腰膝酸软，恶心，呕吐，纳少，便溏，小便短少不利，面色白，舌淡胖，舌边有齿痕，苔白滑，脉沉细无力，指纹淡红。

【用药指导】治宜：温肾健脾，通阳利水。可选用肾康宁片、济生肾气丸、金匮肾气丸、玉屏风颗粒、雷公藤多苷片、百令胶囊、至灵胶囊、丹参注射液、红花注射液。

（4）肝肾阴虚证

【临床表现】浮肿较轻或无浮肿，头痛，头晕耳鸣，面色潮红，五心烦热，盗汗，失眠多梦，口干咽燥，咽部暗红，腰膝酸软，或伴痤疮，舌红，苔少，脉细数，指纹淡。

【用药指导】治宜：滋补肝肾，养阴清热。可选用六味地黄丸（口服液）、知柏地黄丸、玉屏风颗粒、雷公藤多苷片、丹参注射液、红花注射液。

（5）气阴两虚证

【临床表现】浮肿较轻或无浮肿，面色无华，神疲乏力，自汗、盗汗或午后低热，手足心热，头晕，耳鸣，口干咽燥或长期咽痛，咽部暗红，易感冒，舌红少津，苔少，脉细弱，指纹淡。

【用药指导】治宜：益气养阴。可选用强肾片，六味地黄丸合玉屏风颗粒、雷公藤多苷片、丹参注射液、红花注射液。

2. 标证

（1）外感风邪证

【临床表现】恶寒，发热，头身疼痛，咳嗽，喷嚏，流涕，无汗或有汗，或喘咳气急，或咽红、喉核肿痛，舌红，苔薄白，脉浮，指纹浮红。

【用药指导】治宜：外感风寒者宣肺利水，疏风散寒；外感风热者宣肺利水，疏风清热。外感风寒可选用正柴胡饮颗粒、外感风热可选用小儿风热清口服液、小儿感冒茶（颗粒、口服液）、小儿感冒宁糖浆、小儿解表颗粒。

（2）水湿内停证

【临床表现】全身明显浮肿，皮肤光亮，按之深陷难起，腹水明显，或伴胸水，或见胸闷、气短喘咳，身体困重，腹满泛恶，便溏或泄泻，尿少，舌淡，苔白，脉滑，指纹紫滞。

【用药指导】治宜：益气健脾，利水消肿。可选用肾炎消肿片。

（3）湿热内蕴证

【临床表现】身体困重，身热不扬，皮肤疮疡疖肿；恶心欲呕，口黏口苦，口干不欲饮，脘腹胀满，纳呆，大便不调，腰痛，小腹坠胀，小便频数短黄，或灼热刺痛，舌红，苔黄腻，脉滑数，指纹紫滞。

【用药指导】治宜：清热利湿。可选用甘露消毒丸、黄葵胶囊。

（4）瘀血阻滞证

【临床表现】颜面浮肿，面色紫暗或晦暗，眼睑下发青，唇舌紫暗，皮肤粗糙或肌肤甲错，有紫纹或血缕，或胁下痞块，腰痛，舌质紫暗有瘀点瘀斑，苔少，脉涩，指纹紫滞。

【用药指导】治宜：活血化瘀。可选用丹参注射液、红花注射液、香丹注射液。

（5）湿浊停聚证

【临床表现】身重困倦，精神萎靡，头痛，眩晕，胸闷，腹胀，纳呆，恶心，呕吐，大便黏腻，小便短黄，口黏腻，舌淡，苔厚腻，脉滑，指纹紫。

【用药指导】治宜：和胃降浊，化湿行水。可选用尿毒清颗粒。

3. 变证

（1）邪陷心肝证

【临床表现】浮肿尿少，头痛头晕，视物模糊，恶心呕吐，烦躁不安，谵语，肢体震颤，重则抽搐，昏迷，舌红绛，苔黄燥，脉弦数，指纹紫滞。

【用药指导】治宜：清心利水，平肝潜阳。可选用清开灵注射液、龙胆泻肝丸。昏迷抽搐可加服牛黄清心丸或安宫牛黄丸。

（2）水毒内闭证

【临床表现】全身浮肿或伴胸水、腹水，少尿或无尿，面色晦暗，头晕头痛，恶心呕吐，口有秽味，重则神昏谵语，抽搐昏迷，舌质暗，苔白厚腻，脉沉细或滑数，指纹紫滞。

【用药指导】治宜：温肾健脾，辟秽解毒。呕吐频繁，可服玉枢丹。昏迷惊厥加用安宫牛黄丸。

（二）西医治疗

1. 对症治疗

（1）利尿：水肿严重时可予以利尿剂，常选用氢氯噻嗪（双氢克尿噻）、螺内酯（安体舒通）、呋塞米等，必要时可予以低分子右旋糖苷、人血清蛋白或血浆等扩容利尿。

（2）降压：合并高血压时应降压治疗，可选用血管紧张素转换酶抑制剂卡托普利，每日 1mg/kg，最大量每日 6mg/kg，分 3 次口服。钙离子拮抗剂心痛定 0.2～0.3mg/kg。

（3）抗感染：肾病患者体液免疫功能低下，易反复发生感染。一旦发生应及时抗感染治疗。

2. 肾上腺皮质激素疗法　目前，多选用泼尼松（强的松）

中、长程疗法。中程疗法疗程为 6 个月，长程则为 9 个月。初用泼尼松，每日 1.5 ~ 2.0mg/kg，分 3 ~ 4 次服用，共 4 周；若 4 周内尿蛋白转阴（7 天内尿蛋白连续 3 次阴性 ~ 极微量，或每小时 ≤4mg/m²），则改为泼尼松 2 mg/kg，隔日早餐后顿服，继用 4 周。以后每 2 ~ 4 周减量 1 次，直至停药。激素疗效的判断分为：激素敏感、激素部分敏感、激素耐药、激素依赖等。长期应用要注意其副作用。

三、尿路感染

尿路感染是常见的小儿泌尿道疾病，是由于肾盂、输尿管、膀胱、尿道受细菌感染而引起的炎症病变，临床以尿频、尿急、尿痛、排尿困难或伴发热恶寒为主要临床表现，好发于婴幼儿，女孩多见，四季皆可发病。急性尿路感染的临床症状，随患儿年龄组的不同存在着较大差异。本病经合理抗菌治疗，多数于数日内症状消失、治愈，但有近 50% 患者可复发或再感染。再发病例多伴有尿路畸形，进一步可能形成肾疤痕。一旦肾疤痕引起高血压，如不能有效控制，最终发展至慢性肾衰竭。

（一）中医辨证论治

尿路感染属于"淋证"范畴。本病外因责之于湿热，内因责之于脾肾亏虚。湿热内蕴，脾肾气虚为其主要病理改变。病程日久则变生多端。湿热日久，损伤膀胱血络则为血淋；煎熬尿液，结为砂石，则为石淋；耗气伤阴，致肾阴肾阳不足，则成虚实夹杂之候。脾肾气虚日久，损伤阳气，阳不化气，气不化水，可致水肿；也可使卫外不固，易感外邪，而致尿频反复发作，加重病情。常见的证候如下：

1. 膀胱湿热证

【临床表现】小便黄赤频数，点滴而出，灼热刺痛，甚至痛引脐中或哭闹不安，咽红，口渴，小腹坠胀，外阴潮红，大便秘结，舌红，苔黄厚，脉滑数或濡数，指纹紫。

【用药指导】治宜：清热解毒，利湿通淋。可选用三金片、癃清片、尿感宁冲剂、双黄连注射液、清开灵注射液。

2. 心火炽盛证

【临床表现】尿频尿急，小便赤涩，少腹拘急，心烦失眠，口舌生疮，口渴欲冷饮，大便秘结，舌尖红，苔黄，脉滑数，指纹紫。

【用药指导】治宜：清心泻火，导赤通淋。可选用六一散、小儿导赤丸、喜炎平注射液、热毒宁注射液。

3. 肝胆湿热证

【临床表现】小便频急短赤，尿时涩痛，发热恶寒，烦躁易怒，胸胁胀痛，口苦口干，纳呆，恶心呕吐，外阴红肿，大便秘结，舌红，苔黄腻，脉弦滑，指纹紫。

【用药指导】治宜：清肝泻火，利湿通淋。可选用龙胆泻肝丸。

4. 肝肾阴虚证

【临床表现】病程较长，小便淋漓，色黄混浊，低热盗汗，五心烦热，颧红咽干，失眠多梦，腰膝酸软，头晕耳鸣，舌红而嫩，苔少，脉细数，指纹淡。

【用药指导】治宜：滋阴降火，利湿通淋。可选用知柏地黄丸合二至丸。

5. 脾肾阳虚证

【临床表现】夜尿增多，尿频清长，久病不愈，面色无华，畏寒怕冷，四肢欠温，少气懒言，腰痛绵绵，眼睑或下肢浮肿，纳呆，便溏，舌淡，苔薄白，脉沉细无力，指纹淡。

【用药指导】治宜：温补脾肾，化湿通淋。可选用济生肾气丸。

6. 气阴两虚证

【临床表现】尿频淋漓，病情缠绵，时发时止，面色白，神疲乏力，气短懒言，五心烦热，失眠，潮热，盗汗，咽部暗红，舌淡，苔少，脉细数无力，指纹淡。

【用药指导】治宜：益气养阴，化湿通淋。可选用六味地黄丸合四君子颗粒。

（二）西医治疗

1. 一般处理

（1）急性期需卧床休息，鼓励患儿多饮水以增加尿量，女孩还应注意外阴部的清洁卫生。

（2）鼓励患儿进食，供给足够的热卡、丰富的蛋白质和维生素，以增强机体的抵抗力。

（3）对症治疗：对高热、头痛、腰痛的患儿应给予解热镇痛剂缓解症状。对尿路刺激症状明显者，可用阿托品、山莨菪碱等抗胆碱药物治疗或口服碳酸氢钠碱化尿液，以减轻尿路刺激症状。

2. 抗菌药物治疗 选用抗生素的原则应注意其感染的部位、感染的途径不同，选择在肾组织、尿液、血液中都有较高浓度的药物。尽可能选用抗菌力强、抗菌谱广的强效抗生素及不易使细菌产生耐药菌株、对肾功能损害小的药物，如氨苄西林、头孢噻肟钠静脉滴注。

3. 再发尿路感染的治疗 如果治疗不彻底，很容易复发和再感染，绝大多数患儿复发多在治疗后1月内发生；再感染多见于女孩，多在停药后6个月内发生。因此其治疗在进行尿细菌培养后选用2种抗菌药物治疗，疗程10~14天为宜，然后予以小剂量药物维持，以防再发。

四、遗尿

遗尿症是指 3 岁或 5 岁以上小儿不能从睡眠中醒来而反复发生无意识排尿行为，每周超过一定次数，持续至少 3 个月。该病迁延不愈，可使患儿精神抑郁，影响身心健康。另外通过 X 线影像诊断，发现部分遗尿与隐性脊柱裂有关；亦有自幼缺乏教育，未养成良好的夜间排尿习惯；或 3 岁以后仍用"尿不湿"，任其自遗形成者。

（一）中医辨证论治

遗尿症在《诸病源候论·小儿杂病诸候·遗尿候》中已有论述。尿液的生成、排泄与肺、脾、肾、三焦、膀胱关系密切，其病因主要为肾气不足、肺脾气虚、肝经郁热，以致膀胱失约而成遗尿。此外，有些患儿心肾不交，水火不济，夜梦纷纭；或痰湿素盛，熟睡不醒，呼叫不应，也常遗尿。常见的证候如下：

1. 下元虚寒证

【临床表现】以夜间遗尿为主，伴有尿量多、小便清长，腰酸、膝软，面色少华，神疲倦怠，畏寒肢冷，舌淡，苔白滑，脉沉无力。

【用药指导】治宜：固本培元。可选用缩泉丸、五子衍宗丸、桂附地黄丸、小儿遗尿宁颗粒。

2. 肺脾气虚证

【临床表现】以夜间遗尿为主，可伴有白天尿频，尿量多、小便清，大便溏薄，面色少华，面色萎黄，纳呆，神疲倦怠，少气懒言，自汗、动则多汗，舌淡，舌淡红，苔薄白，脉弱，脉缓。

【用药指导】治宜：益气健脾，升清补肺。可选用补中益气丸合缩泉丸，

3. 肝经湿热证

【临床表现】遗尿，伴有尿量少、小便黄，大便干结，面色、目睛红赤，口渴多饮，夜卧不安，夜间磨牙，性情急躁，舌红，苔黄腻，脉滑数。

【用药指导】治宜：清肝利湿。可选用龙胆泻肝丸。

4. 心肾不交证

【临床表现】以夜间遗尿为主，伴有五心烦热，形体消瘦，活动过度，多动少静，记忆力差，夜卧不安，多梦、呓语，易哭易惊，夜间多汗，舌红，苔少，脉沉细数。

【用药指导】治宜：清心滋肾。可选用交泰丸。

（二）西医治疗

1. 行为疗法

①孩子每天晨起后解尿，告诉孩子不要憋尿。②晚餐后尽量限制水分摄入。③勿使孩子过度疲劳和情绪激动。④夜间定时唤醒孩子解尿时，要确保小儿完全清醒。

2. 药物疗法

盐酸丙咪嗪：此药用于睡眠时对膀胱充盈不敏感的患儿有效。用法为睡前 30 min 口服 12.5～25mg，必要时可以增量，但不超过每日 100mg，停药应逐渐减量，以免反跳及复发。副作用有血压升高、神经过敏、睡眠障碍等。癫痫患者及 6 岁以下儿童不宜应用。

3. 甲氯芬酯（氯酯醒，遗尿丁）

主要用于外周神经系统，增加膀胱容量，易于唤醒睡眠中的患儿。每次 0.1g，每日 3 次。作用出现缓慢，至少服用 1 周以上方可发生作用，复发率较高。

五、脑性瘫痪

脑性瘫痪是指一组持续存在的导致活动受限的运动和姿势

发育障碍综合征，这种综合征是由于发育中的胎儿或婴儿脑部非进行性损伤或发育缺陷引起的。脑性瘫痪的运动障碍常伴随感觉、认知、交流、感知和（或）行为障碍，以及癫痫和继发性骨骼肌问题。临床以立迟、行迟、语迟、发迟、齿迟，手硬、足硬、肌肉硬、头项硬、关节硬，或项软、手软、脚软、口软、肌肉软为主要特征。临床表现轻重不一：轻症经过早期的综合治疗，常可康复；重症往往成为痼疾，预后不良。

（一）中医辨证论治

脑性瘫痪在古代医籍中无专门记载，但有与本病相似症状的描述。根据本病的主要临床症状，属于中医学"五迟"、"五硬"、"五软"等范畴。五迟五软的病因多为先天禀赋不足，亦有属于后天失于调养者。病机可概括为正虚是五脏不足，气血虚弱，精髓不充；邪实为痰瘀阻滞心经脑络，神明失主所致。若症状较轻，治疗及时，由后天调护失当引起者，常可康复；若证候复杂，病程较长，属先天禀赋不足引起者，往往成为痼疾，预后不良。常见的证候如下：

1. 肝肾亏损证

【临床表现】发育迟缓，翻身、坐起、爬行、站立、行走、生齿均落后于正常同龄小儿，伴反应迟钝，肢体僵硬，筋脉拘挛，屈伸不利，或伴筋骨萎弱，头项萎软，头颅方大，囟门迟闭，目无神采，或伴易惊，夜卧不安，盗汗，舌质淡，舌苔少，脉沉细无力，指纹淡红。

【用药指导】治宜：补肾填髓，养肝强筋。可选用六味地黄丸（口服液）、杞菊地黄丸。

2. 心脾两虚证

【临床表现】发育迟缓，四肢萎软，肌肉松弛，咀嚼无力，语言迟滞，智力低下，发稀萎黄，或伴精神呆滞，吐舌，口角流涎，或伴神疲体倦，面色不华，食少纳差，大便秘结，舌淡胖，苔少，脉细缓或细弱，指纹淡红。

【用药指导】治宜：健脾养心，补益气血。可选用归脾丸、参苓白术颗粒、十全大补丸。

3. 痰瘀阻滞证

【临床表现】发育迟缓，肢体不遂，筋脉拘挛，屈伸不利，言语不利，耳窍不聪，反应迟钝，或伴吞咽困难，喉间痰鸣，口角流涎，或伴癫痫发作，舌胖有瘀斑瘀点，苔厚腻，脉沉涩或脉沉滑，指纹暗滞。

【用药指导】治宜：化痰开窍，活血通络。可选用二陈丸、舒血宁注射液、灯盏花素注射液。

4. 脾虚肝亢证

【临床表现】发育迟缓，伴手足震颤，肢体扭转，表情怪异，或四肢抽动，时作时止，或伴吞咽困难，言语不利，口角流涎，或伴面色萎黄，神疲乏力，不思饮食，大便稀溏，舌淡，苔白，脉沉弱或弦细，指纹淡红。

【用药指导】治宜：健脾益气，柔肝息风。可选用六君子丸。

5. 脾肾虚弱证

【临床表现】发育迟缓，运动落后，出牙延迟，囟门迟闭，肢体萎软，肌肉松弛，头项低垂，头颅方大，甚者鸡胸龟背，肋骨串珠，多卧少动，言语低微，神疲倦怠，面色不华，纳呆食少，便溏，小便清长，舌淡红，苔薄白，脉沉细无力，指纹色淡。

【用药指导】治宜：健脾益气，补肾填精。可选用龙牡壮骨颗粒、稚儿灵颗粒。

（二）西医治疗

1. 治疗原则

①早期发现和早期治疗。②促进正常运动发育，抑制异常

运动和姿势。③采取综合治疗手段。④医师指导和家庭训练相结合，以保证患儿得到持之以恒的正确治疗。

2. 主要治疗措施

①功能训练：包括体能功能训练、技能训练和语言训练。②矫形器的应用。③手术治疗。④其他：如高压氧舱、水疗、电疗等。

第六节 传染病

一、麻疹

麻疹是常见的小儿急性出疹性传染病。临床以发热，咳嗽，鼻塞流涕，泪水汪汪，口腔两颊近臼齿处可见麻疹黏膜斑，周身皮肤按序泛发麻粒样大小的红色斑丘疹，疹退时皮肤有糠麸样脱屑和色素沉着斑为特征。本病传染性强。发病前1~2周有与麻疹患者接触史。由于普遍接种麻疹减毒活疫苗，发病年龄有向大年龄推移的趋势，从过去6个月至5岁小儿多见，向现在大多是8个月以内婴儿和7岁以上学龄儿童转变。本病四季均可发病，但好发于冬春季节。

（一）中医辨证论治

本病中医和西医病名相同。麻疹在古代被列为儿科四大要证之一，严重危害小儿身体健康。麻疹发病的原因，为感受麻疹时邪。其主要病变在肺脾。时行邪毒侵袭肺卫，正邪相争，肺失宣肃。邪毒入里，郁阻于脾，正邪相争，驱邪外泄，邪毒出于肌表，皮疹按序布发于全身。疹透则毒随疹泄，麻疹渐次收没，热去津伤，趋于康复。此为麻疹之顺证。如若感邪较重，或是素体正气不足，正不胜邪，或者治疗不当，或者调护失宜，均可导致正虚不能托邪外泄，邪毒内陷，则可产生逆证。常见的证候如下：

1. 顺证

（1）邪犯肺卫（初热期）

【临床表现】发热咳嗽，微恶风寒，喷嚏流涕，咽喉肿痛，两目红赤，泪水汪汪，畏光羞明，神烦哭闹，纳减口干，小便短少，大便不调。发热第 2 ~ 3 天，口腔两颊黏膜红赤，贴近臼齿处可见麻疹黏膜斑，周围红晕。舌质偏红，舌苔薄白或薄黄，脉象浮数。

【用药指导】治宜：辛凉透表，清宣肺卫。可选用小儿热速清颗粒（糖浆、口服液）、小儿风热清口服液（合剂）、小儿感冒宁糖浆、小儿解表颗粒、双黄连栓、双黄连口服液、热毒宁注射液。

（2）邪入肺胃（出疹期）

【临床表现】壮热持续，起伏如潮，肤有微汗，烦躁不安，目赤眵多，咳嗽阵作，皮疹布发，疹点由细小稀少而逐渐稠密，疹色先红后暗，皮疹凸起，触之碍手，压之退色，大便干结，小便短少，舌质红赤，舌苔黄腻，脉数有力。

【用药指导】治宜：清凉解毒，透疹达邪。可选用小儿退热口服液（合剂、颗粒）、小儿柴桂退热颗粒（口服液）、儿童清热口服液、小儿肺热咳喘口服液、双黄连口服液、小儿热速清颗粒（糖浆、口服液）、疏清颗粒、清降片、痰热清注射液、炎琥宁注射液、热毒宁注射液。

（3）阴津耗伤（收没期）

【临床表现】麻疹出齐，发热渐退，精神疲倦，夜睡安静，咳嗽减轻，胃纳增加，皮疹依次渐回，皮肤可见糠麸样脱屑，并有色素沉着，舌红少津，舌苔薄净，脉细无力或细数。

【用药指导】治宜：养阴益气，清解余邪。可选用槐杞黄颗粒、荣心丸。

2. 逆证

（1）邪毒闭肺

【临床表现】高热不退，烦躁不安，咳嗽气促，鼻翼翕动，喉间痰鸣，唇周发绀，口干欲饮，大便秘结，小便短赤，皮疹稠密，疹点紫暗，舌质红赤，舌苔黄腻，脉数有力。

【用药指导】治宜：宣肺开闭，清热解毒。可选用小儿咳喘灵颗粒（口服液）、小儿清热止咳糖浆（口服液）、小儿清肺化痰颗粒（口服液）、小儿麻甘颗粒、儿童清肺丸（口服液）、小儿肺热咳喘口服液（颗粒）、宝咳宁颗粒、儿童咳液、鹭鸶咳丸、小儿百部止咳糖浆、小儿热咳口服液、小儿珍贝散、小儿白贝止咳糖浆、金振口服液、小儿清热灵、小儿牛黄清肺片、小儿清热利肺口服液、小儿解表止咳口服液、儿感清口服液、小儿宝泰康颗粒、复方小儿退热栓、小儿羚羊散、痰热清注射液、炎琥宁注射液。

（2）邪毒攻喉

【临床表现】咽喉肿痛，或溃烂疼痛，吞咽不利，饮水呛咳，声音嘶哑，喉间痰鸣，咳声重浊，声如犬吠，甚则吸气困难，胸高胁陷，面唇紫绀，烦躁不安，舌质红赤，舌苔黄腻，脉象滑数。

【用药指导】治宜：清热解毒，利咽消肿。可选用小儿风热清口服液（合剂）、小儿清咽颗粒、小儿退热口服液（合剂、颗粒）、小儿清热止咳糖浆（口服液）、六神丸、小儿咽扁颗粒、小儿热速清颗粒（糖浆、口服液）、射干利咽口服液、黄栀花口服液、清降片、痰热清注射液、炎琥宁注射液、醒脑静注射液、开喉剑喷雾剂（儿童型）、儿童清咽解热口服液。

（3）邪陷心肝

【临床表现】高热不退，烦躁谵妄，皮疹稠密，聚集成片，色泽紫暗，甚至神识昏迷、四肢抽搐，舌质红绛，苔黄起刺，脉数有力。

【用药指导】治宜：平肝息风，清心开窍。可选用羚羊角注射液、小儿牛黄清心散、娃娃宁泡腾片、小儿羚羊散、安宫牛黄丸（散）、万应锭（胶囊）、小儿牛黄散、儿童感热清丸、儿童回春颗粒、复方小儿退热栓、至圣保元丸、醒脑静注射液。

（二）西医治疗

（1）对麻疹尚无特异性抗病毒疗法。

（2）对症处理：可用对乙酰氨基酚或布洛芬退热，卧床休息及保证充足的液体入量是必要的。对有喉炎或干咳者，需要使室内空气湿度较高。对并发中耳炎或肺炎的患儿应当适当的抗生素治疗。对并发脑炎的病例，需进行严密的监测，特别是颅内压的监测。

二、风疹

风疹是小儿常见的一种急性出疹性传染病。临床以发热，全身皮肤出现斑丘疹为主要特征，可伴有咳嗽、耳后及枕部淋巴结肿大。本病传染性较强，好发于1～5岁儿童，四季皆有，多流行于冬春季节。

（一）中医辨证论治

本病属于中医学"风疹"、"瘾疹"、"风痧"之类。风疹的病因以感受风疹时邪为主。其主要病变在肺卫。时邪自口鼻而入，与气血相搏，正邪相争，发于肌肤。若邪毒阻滞少阳经络，则耳后、枕部臖核肿胀，胁下可见痞块。风疹时邪毒轻病浅，一般只犯于肺卫，蕴于肌腠，邪毒外泄后能较快康复。常见的证候如下：

1. 邪犯肺卫证

【临床表现】发热恶风，喷嚏流涕，轻微咳嗽，精神倦怠，纳呆，皮疹先起于头面、躯干，随即遍及四肢，分布均匀，疹点稀疏细小，疹色淡红，一般 2~3 日渐见消退，肌肤轻度瘙痒，耳后及枕部臀核肿大触痛。舌质偏红，舌苔薄白，或见薄黄，脉象浮数。

【用药指导】治宜：疏风解表清热。可选用小儿感冒茶（颗粒、口服液）、小儿感冒宁糖浆、小儿解表颗粒、双黄连栓、板蓝根颗粒、双黄连口服液、九味双解口服液、黄栀花口服液、小儿清热利肺口服液、蒲地蓝消炎口服液、喜炎平注射液、痰热清注射液、热毒宁注射液、炎琥宁注射液。

2. 邪入气营证

【临床表现】壮热口渴，烦躁哭闹，疹色鲜红或紫暗，疹点稠密，甚至可见皮疹融合成片，小便短黄，大便秘结，舌质红赤，舌苔黄糙，脉象洪数。

【用药指导】治宜：清气凉营解毒。可选用清开灵颗粒、小儿羚羊散、蒲地蓝消炎口服液、赛金化毒散、小儿清热宁颗粒、儿童回春颗粒、清降片、射干利咽口服液、疏清颗粒、小儿热速清颗粒（糖浆、口服液）、喜炎平注射液、痰热清注射液、热毒宁注射液、炎琥宁注射液。

3. 毒陷厥阴证

【临床表现】壮热不退，神志昏迷，四肢抽搐，皮疹稠密、疹色紫暗，耳后、颈旁及枕后淋巴结肿大，大便干结，小便短赤，舌质红绛，舌苔黄糙，脉数有力。

【用药指导】治宜：清热解毒，镇惊开窍。可选用羚羊角注射液、小儿羚羊散、小儿牛黄清心散、小儿清热片、清开灵注射液、万应锭（胶囊）、小儿牛黄散、至圣保元丸。

（二）西医治疗

无特效治疗。在发热期间，应卧床休息，给流食、半流食。如有高热，头痛，咽痛等，应给予对症治疗。

三、幼儿急疹

幼儿急疹是因感染人疱疹病毒6、7型引起的一种婴幼儿期常见的发疹性疾病。临床以急起发热，持续高热3～5天，热退疹出为特点。本病一年四季均可发生，好发于冬春季节。多见于1岁以下婴儿，6个月以内婴儿亦可发病。患儿多能顺利出疹，极少有合并症，预后良好。

（一）中医辨证论治

中医学称为"奶麻"。发病的原因，主要为感受时行邪毒。主要病机是时行邪毒由口鼻而入，侵袭肺卫，郁于肌表，与气血相搏，其主要病变在肺脾。正邪相争，热蕴肺胃，正气抗邪，时邪出于肺卫，疹透于肌肤，邪毒外泄。疹出后气阴耗损，调养后多能康复。常见的证候如下：

（1）邪郁肌表

【临床表现】骤发高热，持续3～4天，神情正常或稍有烦躁，饮食减少，偶有囟填，或见抽风，咽红，舌质偏红，舌苔薄黄，指纹浮紫。

【用药指导】治宜：解表清热。可选用小儿热速清颗粒（糖浆、口服液）、小儿感冒茶（颗粒、口服液）、小儿感冒宁糖浆、小儿解表颗粒、儿童清热口服液、小儿金丹片、银黄口服液、小儿豉翘清热颗粒、小儿双清颗粒、小儿清热利肺口服液、黄栀花口服液、复方小儿退热栓、疏清颗粒。

（2）毒透肌肤

【临床表现】身热已退，肌肤出现玫瑰红色小丘疹，皮疹始见于躯干部，很快延及全身，约经 1~2 天皮疹消退，肤无痒感，或有口干、纳差，舌质偏红，苔薄少津，指纹淡紫。

【用药指导】治宜：清热生津。可选用小儿柴桂退热颗粒（口服液）。

（二）西医治疗

无需特殊治疗。

四、猩红热

猩红热是感染 A 族乙型溶血性链球菌引起的急性传染病，临床以发热、咽喉肿痛或伴腐烂，全身泛发猩红色皮疹，疹后脱屑脱皮为特征。猩红热主要发生于冬春季节，北方发病率高于南方，各年龄都可发病，2~8 岁儿童发病率较高。

（一）中医辨证论治

本病中医文献谓之"丹痧"。因具有强烈的传染性，亦称为"疫痧"、"疫疹"，又因咽喉肿痛腐烂，皮肤色赤猩红，皮疹细小如沙，故又称"烂喉痧"、"烂喉丹痧"。本病因外感时行邪毒，乘寒暖失调之时，机体脆弱之机，从口鼻侵入人体，蕴于肺胃二经。常见的证候如下：

1. 邪侵肺卫证

【临床表现】发热骤起，头痛畏寒，肌肤无汗，咽喉红肿疼痛，或伴呕吐腹痛，皮肤潮红，痧疹隐隐，舌质红，苔薄白或薄黄，脉浮数有力。

【用药指导】治宜：辛凉宣透，清热利咽。可选用小儿风热清口服液（合剂）、小儿感冒茶（颗粒、口服液）、小儿感冒宁糖浆、小儿解表颗粒、小儿清咽颗粒、小儿退热口服液（合剂、颗粒）、双黄连栓、健儿清解液（口服液）、小儿柴桂退热颗粒（口服液）、儿感退热宁口服液、儿童清热口服液、小儿咽扁颗粒、小儿清热宁颗粒、小儿清热灵、小儿豉翘清热颗粒、黄栀花口服液、开喉剑喷雾剂（儿童型）、清降片、射干利咽口服液、小儿热速清颗粒（糖浆、口服液）、锡类散。

2. 毒炽气营证

【临床表现】壮热不退，烦躁口渴，咽喉肿痛，伴有糜烂白腐，皮疹密布，色红如丹，甚则色紫。见疹后的 1~2 天舌苔黄糙、舌起红刺，3~4 天后舌苔剥脱，舌面光红起刺，状如草莓，脉数有力。

【用药指导】治宜：清气凉营，泻火解毒。可选用儿感退热宁口服液、儿童清热口服液、小儿柴桂退热颗粒（口服液）、小儿清热宁颗粒、小儿清热灵、黄栀花口服液、开喉剑喷雾剂（儿童型）、清降片、射干利咽口服液、五福化毒丸、锡类散、珠黄散、赛金化毒散。

3. 疹后阴伤证

【临床表现】身热渐退，或见午后低热，咽部糜烂疼痛减轻，痧疹隐退，皮肤脱屑，唇干口燥，食欲不振，或伴有干咳，大便秘结。舌红少津，苔剥脱，脉细数。

【用药指导】治宜：养阴生津，清热润喉。可选用锡类散、珠黄散、生脉饮口服液。

4. 余毒损心证

【临床表现】低热不退，心悸胸闷，神疲多汗，肢节疼痛，舌质淡红，舌苔薄白或无苔，脉细数无力或结代。

【用药指导】治宜：益气养阴，清热宁心。可选用荣心丸、生脉饮口服液、补心气口服液、益心阴口服液、炙甘草合剂、屏风生脉胶囊、稳心颗粒。

（二）西医治疗

首选青霉素，如青霉素过敏，可用红霉素或头孢菌素。疗程 7~10 天。中毒症状严重者可加大剂量静脉给药。

五、水痘

水痘是常见的小儿急性出疹性传染病。临床以发热，皮肤分批出现皮疹，丘疹、疱疹、结痂同时存在为主要特征。以其形态如痘，色泽明净如水泡而得名。本病传染性强，各年龄小儿均可发病，高发年龄为6~9岁，多流行于冬春季节。

（一）中医辨证论治

本病中医和西医病名一致。本病由外感时行邪毒所致。小儿因脏腑娇嫩，形气未充，卫外机能低下而易于罹患。其病变脏腑主要在肺脾二经。盖肺主皮毛，脾主肌肉，时行邪毒由口鼻而入，蕴郁肺脾，与内湿相搏，蕴蒸于肌表，则发为水痘。常见的证候如下：

1. 常证

（1）邪伤肺卫证

【临床表现】发热轻微，或无热，鼻塞流涕，喷嚏，咳嗽，1~2天后皮肤出疹，疹色红润，疱浆清亮，根盘红晕不明显，点粒稀疏，伴有痒感，舌质红，舌苔薄白，脉浮数。

【用药指导】治宜：疏风清热，利湿解毒。可选用小儿风热清口服液（合剂）、小儿感冒茶（颗粒、口服液）、小儿感冒宁糖浆、小儿解表颗粒、双黄连栓、小儿宝泰康颗粒、板蓝根颗粒、银翘解毒丸、双黄连口服液、清瘟解毒丸、黄栀花口服液、小儿清热利肺口服液、清降片、疏清颗粒、小儿热速清颗粒（糖浆、口服液）、热毒宁注射液、清开灵注射液、痰热清注射液、双黄连注射液。

（2）毒炽气营证

【临床表现】壮热烦躁，口渴欲饮，面赤唇红，口舌生疮，疱疹稠密，疹色紫暗，疱浆混浊，根盘红晕，大便干结，小便短黄，舌红或绛，苔黄糙而干，脉数有力。

【用药指导】治宜：清气凉营，解毒化湿。可选用儿感退热宁口服液、儿童清热口服液、小儿柴桂退热颗粒（口服液）、清瘟解毒丸、黄栀花口服液、赛金化毒散、小儿清热宁颗粒、小儿双清颗粒、儿童回春颗粒、清降片、疏清颗粒、小儿热速清颗粒（糖浆、口服液）、热毒宁注射液、清开灵注射液、痰热清注射液、双黄连注射液。

2. 变证

（1）毒陷心肝证

【临床表现】高热不退，头痛呕吐，迷糊嗜睡，或昏迷抽搐，疱稠液浊，疹色紫暗，舌质红绛，舌苔黄厚，脉数有力。

【用药指导】治宜：清热解毒，镇惊息风。可选用小儿清热片、羚羊角注射液、牛黄抱龙丸、小儿牛黄清心散、万应锭（胶囊）、安宫牛黄丸、清开灵注射液。

（2）邪毒闭肺证

【临床表现】壮热不退，咳嗽气急，喘促鼻翕，喉间痰鸣，胸高胁满，张口抬肩，口唇青紫，烦躁不安，口渴喜饮，溲赤便结，舌质红，苔黄腻，脉滑数，指纹紫滞。

【用药指导】治宜：清热解毒，开肺化痰。可选用儿感清口服液、小儿咳喘灵颗粒（口服液）、小儿清热止咳糖浆（口服液）、小儿清肺化痰颗粒（口服液）、儿童清肺丸（口服液）、鹭鸶咳丸、小儿热咳口服液、小儿珍贝散、小儿白贝止咳糖浆、金振口服液、小儿至宝丸（锭）、小儿牛黄散、小儿牛黄清肺片、小儿清热利肺口服液、至圣保元丸、痰热清注射液、小儿肺热咳喘口服液（颗粒）。

（3）毒染痘疹证

【临床表现】发热不退，痘疹破溃，疱液混浊，或见流出脓液，皮肤焮红肿痛，甚者溃烂、坏疽，舌质红绛，舌苔黄厚，脉数有力。

【用药指导】治宜：清热解毒，消肿止痛。可选用小儿化毒胶囊（散）、小儿清热宁颗粒、热毒宁注射液、青黛散。

（二）西医治疗

1. 一般治疗　支持治疗应包括保持水入量，对发热及不适应者用对乙酰氨基酚，但不主张用水杨酸类药如阿司匹林、可作冷敷，并遵守一般卫生措施（如保持皮肤清洁以及修剪指甲）。

2. 特异性治疗　阿昔洛韦。

六、病毒性脑炎

病毒性脑炎是由病毒感染所引起的脑实质炎症。可表现为发热，头痛，呕吐，婴幼前囟饱满，可有烦躁、嗜睡，或表现其他各种精神症状或抽搐。临床表现与病变的部位、范围及程度有关，其症状及体征多种多样，轻重不一。

（一）中医辨证论治

本病属中医温病、急惊风等范畴，以精神症状为主要表现者可归属于癫狂。中医学认为，本病为外感温热病毒所致。病毒侵袭小儿，自口鼻而入者，多先犯于肺卫，而见畏寒、发热、鼻塞、流涕等症；由口而入者，则多先犯于脾胃，可见恶心、呕吐、腹痛、腹泻等症。嗣后，多因患儿正气不足，或素体痰湿内蕴，邪毒内陷心肝脑窍，发为病变。常见的证候如下：

1. 痰热壅盛

【临床表现】起病急骤，热势多高，神识不清，或谵语妄动，或昏聩不省，项背强直，阵阵抽搐，唇干渴饮，喉中痰鸣，恶心呕吐，大便秘结或泄泻，舌红绛，苔黄或黄腻，脉数。

【用药指导】治宜：清热泻火为主，可选用：礞石滚痰丸、琥珀镇惊丸、小儿牛黄清心散、安宫牛黄丸、娃娃宁泡腾片、牛黄抱龙丸、紫雪散。

2. 痰气郁结

【临床表现】起病缓慢，症见神志抑郁，表情淡漠，目光呆滞，喃喃自语，或无由哭闹，饮食少思，小便自遗，肢体乏力，苔白，脉弦滑。也有表现为狂躁者，症见神识昏乱，烦恼不安，目瞪怒视，不知秽洁，善惊易怒，谩骂叫喊，甚至毁物伤人，舌红，苔腻或黄，脉滑数。

【用药指导】治宜：涤痰开窍，可选用：安宫牛黄丸、涤痰丸、天黄猴枣散、清心滚痰丸、紫雪散。

3. 痰阻经络

【临床表现】神识不清，肢体麻木、瘫痪，或面瘫、斜视，舌紫暗，脉弦滑。

【用药指导】治宜：涤痰通络，可选用：复方小活络丸、消栓通络片。

（二）西医治疗

1. 抗病毒治疗　可选用疱疹净、阿糖腺苷等。

2. 对症治疗　颅压高者给予脱水剂，抽搐者给抗痉药，纠正水、电解质紊乱，全身情况极差者可少量多次输血。还可配合应用神经细胞活化剂 ATP、CTP、Cy－C、辅酶 A 及维生素 B_1、B_{12} 等。对于并发精神异常者，可视情况选用氯丙嗪或泰尔登等。

七、流行性腮腺炎

流行性腮腺炎是由感受腮腺炎时邪引起的一种急性传染病，以发热、耳下腮部肿胀疼痛为主要特征。本病一年四季均可发生，以冬春两季易于流行。以学龄前及学龄期儿童为多见，2岁以下婴幼儿少见。本病一般预后良好。少数患儿因素体虚弱或邪毒炽盛，可见邪陷心肝、毒窜睾腹之变证。感染本病后可获终生免疫。

（一）中医辨证论治

中医学称之为痄腮。流行性腮腺炎发生的原因为感受腮腺炎时邪所致。其病变部位在足少阳胆经和足厥阴肝经。主要病机为邪毒壅阻少阳经脉，与气血相搏，凝滞于耳下腮部。足少阳胆经与足厥阴肝经互为表里，热毒炽盛者，邪盛正衰，邪陷厥阴，扰动肝风，蒙蔽心包，可见高热、抽搐、昏迷等证，此为邪陷心肝之变证。足厥阴肝经循少腹络阴器，邪毒内传，引睾窜腹，可见睾丸肿胀、疼痛，或少腹疼痛等证，此为毒窜睾腹之变证。常见的证候如下：

1. 常证

（1）邪犯少阳

【临床表现】轻微发热恶寒，一侧或双侧耳下腮部漫肿疼痛，咀嚼不便，或有头痛、咽红、纳少，舌质红，苔薄白或薄黄，脉浮数。

【用药指导】治宜：疏风清热，散结消肿，可选用腮腺炎片、板蓝根冲剂、蒲地蓝消炎口服液、如意金黄散、青黛散以醋或茶水调、外敷患处，

（2）热毒壅盛

【临床表现】高热，一侧或两侧耳下腮部肿胀疼痛，坚硬拒按，张口咀嚼困难，或有烦躁不安，口渴欲饮，头痛，咽红肿痛，颌下肿块胀痛，纳少，大便秘结，尿少而黄，舌质红，舌苔黄，脉滑数。

【用药指导】治宜：清热解毒，软坚散结，可选用赛金化毒散、万应锭、双黄连口服液、清热解毒口服液、小儿热速清口服液。

2. 变证

(1) 邪陷心肝

【临床表现】高热，耳下腮部肿痛，坚硬拒按，神昏，嗜睡，项强，反复抽搐，头痛，呕吐，舌红，苔黄，脉弦数。

【用药指导】治宜：清热解毒，息风开窍，可选用安宫牛黄散、醒脑静注射液、至宝丸、紫雪散。

(2) 毒窜睾腹

【临床表现】腮部肿胀消退后，一侧或双侧睾丸肿胀疼痛，或脘腹疼痛，少腹疼痛，痛时拒按，舌红，苔黄，脉数。

【用药指导】治宜：清肝泻火，活血止痛，可选用龙胆泻肝丸。

(二) 西医治疗

对症治疗。急性期避免刺激性食物，多饮水，保持口腔卫生。高热者给予退热剂或物理降温。严重头痛和并发睾丸炎者可给解热止痛药。发病早期可使用利巴韦林抗病毒。对重症脑膜脑炎、睾丸炎或心肌炎患儿必要时可采用中等剂量的糖皮质激素短期治疗。

八、手足口病

手足口病是由感受手足口病时邪（柯萨奇病毒 A 组）引起的急性出疹性传染病，临床以手、足、口腔等部位的皮疹、疱疹或口腔部溃疡，或伴发热为特征。本病一年四季均可发生，但以夏秋季节为多见。任何年龄均可发病，常见于 5 岁以下小儿。本病传染性强，易引起流行。一般预后较好，经数天到 1 周痊愈，少数患儿可因调护不当，合并感染，而致病程迁延，重症者可合并心肌炎、脑炎、脑膜炎等，甚或危及生命。

(一) 中医辨证论治

中医学认为，引起本病的病因为感受手足口病时邪，其病变部位在肺脾二经。时邪疫毒由口鼻或皮毛而入，蕴郁肺脾。肺失通调，脾失健运，水湿内停，与毒相搏，外透肌肤，上熏口咽，出现手足肌肤、口腔黏膜部疱疹，发为手足口病。感邪轻者，疱疹仅限于手足肌肤及口咽部，分布稀疏，全身症状轻浅；若感邪较重，毒热内盛，则疱疹波及四肢、臀部，且分布稠密，根盘红晕显著，全身症状深重，甚或邪毒内陷而出现神昏、抽搐等。此外，也有因邪毒犯心，气阴耗损，出现心悸气短、胸闷乏力，甚或阴损及阳，心阳欲脱，危及生命者。常见的证候如下：

1. 常证

（1）邪犯肺脾

【临床表现】热轻微，或无发热，或流涕咳嗽、纳差恶心、呕吐泄泻，约1~2天后或同时出现口腔内疱疹，破溃后形成小的溃疡，疼痛流涎，不欲进食。随病情进展，手足掌心部出现米粒至豌豆大斑丘疹，并迅速转为疱疹，分布稀疏，疹色红润，根盘红晕不著，疱液清亮。舌质红，苔薄黄腻，脉浮数。

【用药指导】治宜：宣肺解表，清热化湿。可选用小儿热速清口服液、蒲地蓝消炎口服液、双黄连口服液、儿童清咽口服液、清热解毒口服液、痰热清注射液、双黄连注射液、炎琥宁注射液、喜炎平注射液、热毒宁注射液、清开灵注射液。

（2）湿热蒸盛

【临床表现】身热持续，烦躁口渴，小便黄赤，大便秘结，手足、口部及四肢、臀部疱疹，痛痒剧烈，甚或拒食，疱疹色泽紫暗，分布稠密，或成簇出现，根盘红晕显著，疱液混浊。舌质红绛，苔黄厚腻或黄燥，脉滑数。

【用药指导】治宜：清热凉营，解毒祛湿。可选用：黄栀花口服液、清胃黄连丸、蒲地蓝消炎口服液、小儿豉翘清热颗粒、双黄连注射液、炎琥宁注射液、喜炎平注射液、热毒宁注射液、清开灵注射液；西瓜霜、冰硼散、珠黄散，任选1种，涂搽口腔患处；金黄散、青黛散，任选1种，麻油调，敷于手足疱疹患处。

（3）心脾积热证

【临床表现】以口腔疱疹为主，口腔疱疹溃后形成溃疡，疼痛流涎，拒食，手掌足跖也见疱疹，可伴轻微发热或无发热，心烦口渴，口燥唇干，小便黄赤，大便干结，舌尖红，苔薄黄，脉数。

【用药指导】治宜：清热泻脾，泻火解毒。可选用：小儿化毒胶囊、赛金化毒散、小儿导赤丸、小儿豉翘清热颗粒。

2. 变证

（1）邪陷心肝证

【临床表现】壮热持久不退，烦躁，谵语，精神萎靡，嗜睡，神昏，项强，易惊，抽搐，肌肉惊跳，呕吐；疱疹稠密，疱浆混浊紫黯，疱疹形小；或可见疱疹数少，甚则无疹；舌质红绛，舌苔黄燥起刺，脉弦数有力。

【用药指导】治宜：清热解毒，息风开窍。可选用双黄连注射液、清开灵注射液、羚羊角注射液、保婴散、牛黄抱龙丸、安宫牛黄丸。

（2）邪伤心肺证

【临床表现】身热不退，频咳，气急，胸闷，心悸，不能平卧，烦躁不安，甚则面色苍白，唇指青紫，肢厥冷汗，吐粉红色泡沫样痰；疱疹稠密，疱浆混浊，疱疹可波及四肢、臀部、肛周；或可见疱疹数少，甚则无疹；舌质暗红，舌苔白腻，脉沉细无力。

【用药指导】治宜：泻肺逐水，解毒利湿。可选用痰热清注射液、安宫牛黄丸、紫雪散。

（3）邪毒侵心证

【临床表现】心胸痹痛，心悸怔忡，烦躁不宁，唇甲青紫，面白多汗，肢厥；疱疹渐消；舌质紫暗，脉微，或见结代。

【用药指导】治宜：清热化湿，宁心通络。可选用葛根芩连丸合血府逐瘀胶囊、小儿牛黄清心散。

（4）湿热伤络证

【临床表现】一个肢体或多个肢体肌肉松弛无力或不能运动，肢体功能障碍为非对称性，肢体扪之微热，肌肉可有触痛和感觉过敏，出现吞咽困难；疱疹稠密，疱浆混浊，疱疹可波及四肢、臀部、肛周；可伴发热，胸脘闷痛，舌质红，苔黄腻，脉濡数。

【用药指导】治宜：清热利湿，通络活血。可选用四妙丸、补阳还五丸，同时积极配合推拿、针灸等法治疗。

（二）西医治疗

1. 对症治疗　高热者给予物理降温，皮肤瘙痒重者，给予炉甘石洗剂外涂；疱疹破溃时，涂以2% 龙胆紫；继发感染者，应及时给予抗生素。重证患儿应加强支持疗法，适当补液，并补充维生素 B、C 族。合并心肌炎者，按心肌炎章节治疗；合并脑炎者，参照流行性乙型脑炎救治。

2. 抗病毒治疗　可选用静滴三氮唑核苷或阿昔洛韦。

九、细菌性痢疾

细菌性痢疾，简称菌痢。是小儿常见的一种肠道传染病。以发热、大便次数增多、夹杂黏液脓血、腹痛、里急后重为主症。本病全年均有发生，但常于夏秋季节流行，一般在 7~9 月达高峰。

（一）中医辨证论治

中医对本病认识较早，《黄帝内经》将本病称为"肠澼"、"赤沃"。外感风寒、暑湿、暑疫等时邪疫毒，积滞于肠腑、气机壅阻、凝滞津液、蒸腐气血所致。邪毒熏蒸，故见发热；气机壅滞，故见腹痛；气血津液受损，肠络受伤，邪毒搏血，故见大便脓血；邪毒内郁，气机壅滞，下痢里急而后重。如果疫毒、湿热之气上攻于胃，则胃不纳食。常见的证候如下：

1. 疫毒痢

【临床表现】突起高热，腹痛下痢，口渴呕吐，烦躁谵妄，反复惊厥，神志昏迷，继而面色苍白，肢厥冷汗，呼吸不匀。或初起即有高热惊厥而无大便脓血，应作肛试或灌肠，可发现大便脓血。舌红，苔黄腻，脉由滑数转微弱。

【用药指导】治宜：清肠解毒、清心开窍、凉肝息风。可选用醒脑静注射液、葛根芩连丸、安宫牛黄丸、儿泻康贴膜。

2. 湿热痢

【临床表现】发热，下痢赤白黏冻或脓血，初起或为水泻，一二日后再便下赤白，里急后重，肛门灼热或坠而不爽，舌苔黄腻，脉滑数。

【用药指导】治宜：清热导滞，行气和血。可选用香连丸、葛根芩连微丸、白头翁散、儿泻停颗粒。

3. 寒湿痢

【临床表现】痢下多白，清稀而腥，或纯下白冻，次数较多，饮食不振，肛门后坠，苔白腻，脉沉缓。

【用药指导】治宜：温中散寒，化湿止痢。可选用止泻灵颗粒、小儿广朴止泻口服液、丁桂儿脐贴、秋泻灵合剂。

4. 虚热痢

【临床表现】下痢迁延日久，或痢疾后期，午后低热如潮，下痢赤白稠黏，里急欲便，量少难下，或虚坐努责，或泻下稠黏，腹中热痛绵绵，心烦口干，手足心热，皮肤干燥，形体消瘦，小便短黄，舌质干红或干绛少苔，脉细数。

【用药指导】治宜：养阴清热，和血止痢。可选用驻车丸、儿泻康贴膜。

5. 虚寒痢

【临床表现】下痢日久，便多黏液白沫，或淡红，或紫晦，甚则滑泄不止，腹痛绵绵不绝，喜温喜按，苔白滑，脉沉细而迟。

【用药指导】治宜：温补脾胃，散寒止痢。可选用小儿止泻安颗粒、丁桂儿脐贴、止泻保童颗粒。

（二）西医治疗

1. 抗菌疗法　根据不同情况，选用抗菌药物。

2. 液体疗法　液体的需要量视泻痢的程度而定，严重病例有脱水、酸中毒、低血钾症时需及时输液纠正。

3. 对症药物疗法　里急后重，大便次数过于频繁，在急性期也需适当使用镇静药，以减轻肠蠕动；高热时，需及时降温，包括物理降温及使用退热剂；高热时极易惊厥，要积极止痉。

十、传染性单核细胞增多症

传染性单核细胞增多症简称"传单"，是由 EB 病毒引起的急性感染性疾病。临床表现多样化，以发热、咽峡炎、淋巴结肿大和肝脾肿大、周围血象异形淋巴细胞和单核细胞增多为主要特征。本病的发病，多数病例呈良性经过。任何年龄皆可发病，年长儿症状较重，秋冬季发病率稍高，多为散发，偶见流行，患病后一般可获终生免疫。

（一）中医辨证论治

本病属于中医温病范畴。本病因外感时邪而发病。传单时邪由口鼻而入，侵于肺卫，结于咽喉，并内传脏腑，流注经络，伤及营血，发生本病。小儿脏腑娇嫩，形气未充，卫外不固，不耐温疫热毒侵袭，而易于发生本病。加之小儿感邪之后，易于化热化火，故本病发病之后表现为全身性的热毒痰瘀症状，病程也较一般温热病证长。常见的证候如下：

1. 邪郁肺卫证

【临床表现】发热，微恶风寒，微有汗，咳嗽鼻塞，流涕，头身痛，咽红疼痛，舌边或舌尖稍红，苔薄黄或薄白而干，脉浮数。

【用药指导】治宜：疏风清热，清肺利咽。可选用小儿风热清口服液（合剂）、小儿感冒茶（颗粒、口服液）、小儿感冒宁糖浆、小儿解表颗粒、双黄连栓、小儿咽扁颗粒、黄栀花口服液、清降片、疏清颗粒、小儿感冒退热糖浆、小儿热速清颗粒（糖浆、口服液）。

2. 热毒炽盛证

【临床表现】壮热烦渴，咽喉红肿疼痛，乳蛾肿大，甚则溃烂，口疮口臭，面红唇赤，红疹显露，淋巴结肿大，便秘尿赤，舌质红，苔黄糙，脉洪数。

【用药指导】治宜：清热泻火，解毒利咽。可选用儿感退热宁口服液、儿童清热口服液、小儿柴桂退热颗粒（口服液）、小儿咽扁颗粒、赛金化毒散、六神丸、小儿清热宁颗粒、小儿清热灵、开喉剑喷雾剂（儿童型）、射干利咽口服液、清降片、疏清颗粒、小儿热速清颗粒（糖浆、口服液）。

3. 痰热闭肺证

【临床表现】壮热不退，咳嗽气急，痰涎壅盛，烦躁不安，咽喉肿痛，淋巴结肿大，肝脾肿大，口唇紫绀，舌质红，苔黄腻，脉滑数。

【用药指导】治宜：清热解毒，宣肺涤痰。可选用小儿咳喘灵颗粒（口服液）、小儿清热止咳糖浆（口服液）、小儿清肺化痰颗粒（口服液）、小儿麻甘颗粒、儿童清肺丸（口服液）、小儿肺热咳喘口服液（颗粒）、宝咳宁颗粒、儿童咳液、鹭鸶咳丸、小儿热咳口服液、小儿珍贝散、小儿白贝止咳糖浆、金振口服液、小儿清热宁颗粒、小儿清热灵、小儿至宝丸（锭）、小儿牛黄散、小儿牛黄清肺片、小儿清热利肺口服液、至圣保元丸。

4. **痰热流注证**

【临床表现】发热，热型不定，颈、腋、腹股沟处浅表淋巴结肿大，以颈部为著，脾脏肿大，舌质红，苔黄腻，脉滑数。

【用药指导】治宜：清热化痰，通络散瘀。可选用小儿化毒胶囊（散）、丹七片、活血通脉片、血府逐瘀口服液、通心络胶囊。

5. **湿热蕴滞证**

【临床表现】发热持续，缠绵不退，身热不扬，汗出不透，头身重痛，精神困倦，呕恶纳呆，口渴不欲饮，胸腹痞闷，面色苍黄，红疹白疹，大便黏滞不爽，小便短黄不利，舌偏红，苔黄腻，脉濡数。

【用药指导】治宜：清热解毒，行气化湿。可选用赛金化毒散、木香顺气丸、消炎利胆片（颗粒、胶囊）。

6. **热瘀肝胆证**

【临床表现】身热目黄，皮肤发黄，小便深黄短，肝脾肿大明显，胸胁胀痛，恶心呕吐，食欲不振，大便不调，舌质红，苔黄腻，脉弦数。

【用药指导】治宜：清热解毒，利湿行瘀。可选用消炎利胆片（颗粒、胶囊）、龙胆泻肝丸、葛根芩连片、复方丹参片（胶囊、颗粒、滴丸）、血府逐瘀丸（胶囊）。

7. 瘀毒阻络证

【临床表现】症状表现繁多，除发热、咽喉肿痛、淋巴结及脾肿大外，发病缓者可有肢体瘫痪、口眼歪斜、吞咽困难、失语、痴呆，发病急重者壮热谵语、颈项强直、神昏抽搐、角弓反张等，舌质红，苔黄腻，脉数。

【用药指导】治宜：急性期以清热解毒，化痰开窍，疏通经络为主，可选用至圣保元丸、儿童感热清丸、小儿牛黄散、小儿至宝丸（锭）、万应锭（胶囊）。日久者，以清利湿热，活血通络为主：可选用茵栀黄颗粒（口服液）、小儿化毒胶囊（散）、复方丹参片、消炎利胆片（颗粒、胶囊）、心可舒片、通心络胶囊。

8. 正虚邪恋证

【临床表现】病程日久，发热渐退，或低热不退，神疲气弱，口干唇红，便或干或稀，小便短黄，咽部稍红，淋巴结、肝脾肿大逐渐缩小，舌红绛或淡红，或剥苔，脉细弱。

【用药指导】治宜：益气生津，兼清余热，佐以通络化瘀。可选用馥感啉口服液、脉络宁注射液、复方丹参片、通心络胶囊。

（二）西医治疗

本病无特效治疗，以对症及支持治疗为主。

1. 一般治疗　急性期应卧床休息，加强护理，避免发生严重并发症。脾脏显著增大时尤应避免剧烈运动，以防破裂。抗生素对本病无效，只用于伴发细菌感染时。盐水漱口可改善咽炎引起的疼痛及不适。

2. 抗病毒治疗　阿昔洛韦。

3. 对症治疗　可对症使用退热止痛、镇静、止咳及保肝等措施。阿司匹林常用于头痛、咽痛及控制发热。对严重病例如持续高热、伴有咽喉部梗阻或脾脏肿痛症状者宜短期应用肾上腺皮质激素，约 3 ~ 7 天，可减轻症状。并发心肌炎、严重肝炎、溶血性贫血或因血小板减少性紫癜并有出血时，激素应用可延至 2 周。

第七节 其他疾病

一、维生素 D 缺乏性佝偻病

维生素 D 缺乏性佝偻病简称佝偻病，是儿童体内维生素 D 不足引起的钙磷代谢失常的一种慢性营养性疾病。以正在生长的骨骺端软骨板不能正常钙化，造成骨骼病变为特征。本病常发于冬春两季，3 岁以内，尤以 6 ~ 12 月婴儿发病率较高。本病轻者如治疗得当，预后良好；重者如失治、误治，易导致骨骼畸形，留有后遗症。

（一）中医辨证论治

本病病机主要是小儿先天禀赋不足，后天护养失宜致脾肾两虚，常累及心肺肝。肾为先天之本，藏精，主骨生髓，齿为骨之余，髓之所养也。发为血之余，肾之苗；肾气通于督脉，脊骨为督脉所主。若先天肾气不足，则骨髓不充，骨骼发育障碍，出现颅骨软化、前囟晚闭、齿迟，甚至骨骼畸形。脾为后天之本，气血生化之源，如因饮食失调、喂养失宜，水谷精微输布无权，全身失于濡养，卫气不足，营卫失调，故可多汗；心气不足，心神不宁，脾虚失抑，肝木亢旺，因而夜惊、烦躁；肺气不足易罹外感，脾虚则肝旺。故脾肾不足实为本病发生之关键。常见的证候如下：

（1）肺脾气虚

【临床表现】初期多以非特异性神经精神症状为主，多汗夜惊，烦躁不安，发稀枕秃，囟门开大，伴有轻度骨骼改变，或形体虚胖，肌肉松软，面色少华，大便不调，食欲不振，反复感冒，舌质淡，苔薄白，脉软无力。初期多属肺脾气虚。

【用药指导】治宜：健脾益气，补肺固表。可选用龙牡壮骨颗粒、玉屏风颗粒、珠珀猴枣散。

（2）脾虚肝旺

【临床表现】头部多汗，发稀枕秃，囟门迟闭，出牙延迟，坐立行走无力，夜啼不宁，易惊多惕，甚则抽搐，纳呆食少，舌淡苔薄，脉细弦。

【用药指导】治宜：健脾助运，平肝息风。可选用龙牡壮骨颗粒、珠珀猴枣散。

（3）肾精亏损

【临床表现】有明显的骨骼改变症状，如头颅方大、肋软骨沟、肋串珠、手镯、足镯、鸡胸、漏斗胸等，O 型或 X 型腿，出牙、坐立、行走迟缓，并有面白虚烦，多汗肢软，舌淡，苔少，脉细无力。

【用药指导】治宜：补肾填精，佐以健脾。可选用龙牡壮骨颗粒、六味地黄丸。

（二）西医治疗

1. 维生素 D 制剂　初期或轻证，每日口服维生素 D 1000 ~ 2000 IU，根据临床表现、血生化检测和骨骼 X 线改善情况，2 ~ 4 周后改为维生素 D 预防量 200 ~ 400 IU/d；重证或无法口服者，一次肌肉注射维生素 D 20 ~ 30 万 IU，1 个月后复查，痊愈者改预防量口服维持。

2. 钙剂　维生素 D 治疗期间应同时补充钙剂。

二、皮肤黏膜淋巴结综合征

皮肤黏膜淋巴结综合征又称川崎病，是一种以全身血管炎性病变为主要病理的急性发热性出疹性疾病，临床以不明原因发热、多形红斑、球结膜充血、草莓舌和颈淋巴结肿大、手足硬肿为特征。本病好发于婴幼儿，男女比例为（1.3～1.5）：1。病程多为6～8周，绝大多数患儿经积极治疗可以康复，但尚有1%～2%的死亡率。死亡原因多为心肌炎、动脉瘤破裂及心肌梗塞，有些患儿的心血管症状可持续数月至数年。

（一）中医辨证论治

本病病因为感受温热邪毒，从口鼻而入，犯于肺卫，蕴于肌腠，内侵入气及营扰血而传变，尤以侵犯营血为甚，病变脏腑则以肺胃为主，可累及心肝肾诸脏。由于小儿为纯阳之体，感受温毒阳邪，"两阳相劫"、化热迅速是本病发病学特点。温热邪毒初犯于肺卫，蕴于肌腠，酿生发热。迅速入里，热盛化火，内入肺胃，阳热亢盛，炽于气分，熏蒸营血，动血耗血，见壮热不退、皮肤斑疹、口腔黏膜及眼结膜充血等症。热毒痰邪凝阻经络，瘰核肿大疼痛；热盛伤津，致口干、舌红、草莓舌。热炽营血，血液凝滞，运行不畅，造成血瘀诸症。病之后期，热势去而气虚阴津耗伤，疲乏少力，指趾皮肤脱皮。常见的证候如下：

1. 卫气同病

【临床表现】发病急骤，持续高热，微恶风，口渴喜饮，目赤咽红或痛，口唇泛红，口腔黏膜潮红，手足微肿稍硬，手掌足底潮红，躯干皮疹显现，颈部瘰核肿大，肛周皮肤发红，口渴喜饮，或伴咳嗽，纳差，轻度泄泻，舌质红，苔薄，脉浮数。

【用药指导】治宜：辛凉透表，清热解毒。可选用小儿风热清口服液、双黄连口服液、蒲地蓝消炎口服液、小儿热速清口服液、儿童清咽解热口服液。

2. 气营两燔

【临床表现】壮热不退，昼轻夜重，咽红目赤，唇干赤裂,口腔黏膜弥漫充血,烦躁不宁或有嗜睡,斑疹遍布,斑疹多形色红,或见关节痛,或颈部瘰核肿痛,手足硬肿潮红,随后指趾端脱皮,肛周皮肤发红或脱皮,舌质红绛,状如草莓,舌苔薄黄,脉数有力。

【用药指导】治宜:清气凉营,解毒化瘀。可选用清开灵口服液(注射液)、香丹注射液、儿感退热宁口服液、儿童清热口服液、小儿柴桂退热颗粒(口服液)、赛金化毒散。

3. 气阴两伤

【临床表现】身热渐退,倦怠乏力,动辄汗出,咽干唇裂,口渴喜饮,指趾端脱皮或潮红脱屑,斑疹消退,或心悸,纳少,盗汗,舌质红,苔少,脉细弱不整。

【用药指导】治宜:益气养阴,清解余热。可选用生脉饮口服液、生脉注射液、丹参滴丸。

(二)西医治疗

1. 丙种球蛋白 每日400mg/kg,2~4小时内输入,连续4日。用于发病10日以内,早期静脉滴注。

2. 阿司匹林 每日50~100mg/kg,分3~4次服,连服14天;以后减至每日5mg/kg,顿服,直至血沉、血小板恢复正常后。一般在发病后6~8周停药。

3. 其他 如有心源性休克、心力衰竭及心律失常者,予相应治疗。

三、过敏性紫癜

过敏性紫癜又称亨-舒综合征,是一种以小血管炎为主要病变的血管炎综合征,临床表现为特征性皮疹,常伴关节痛、关节积液、腹痛、便血及蛋白尿、血尿。过敏性紫癜好发年龄为3~14岁,尤以学龄儿童多见,男性多于女性,春季发病较多。

（一）中医辨证论治

本病亦称紫斑，属于中医学血证范畴，中医古籍中所记载的"葡萄疫"、"肌衄"、"紫癜风"等病证，与本病有相似之处。中医学认为，内有伏热兼外感时邪为本病发生的主要原因。外感因素、饮食因素与体质因素等均可导致本病的发生。由于小儿为稚阴稚阳之体，气血未充，卫外不固，外感时令之邪，六气皆易从火化，蕴郁于皮毛肌肉之间。风热之邪与气血相搏，热伤血络，迫血妄行，溢于脉外，渗于皮下，发为紫癜。常见的证候如下：

1. 风热伤络

【临床表现】起病较急，先有发热、咳嗽、咽痛等，后见皮肤紫癜散发，尤以下肢及臀部居多，呈对称分布，色泽鲜红，大小不一，或伴痒感，可见关节肿痛、腹痛、便血、尿血等，舌质红，苔薄黄，脉浮数。

【用药指导】治宜：疏风散邪，清热凉血。可选用银翘解毒颗粒。

2. 血热妄行

【临床表现】起病较急，皮肤瘀斑密集，甚则融合成片，色泽鲜红，或伴呕血、便血、尿血，血色鲜红或紫红，同时见心烦、口渴、便秘，或伴腹痛、发热，舌质红，脉数有力。

【用药指导】治宜：清热解毒，凉血止血。可选用一清颗粒、荷叶丸、清开灵注射液、香丹注射液。

3. 气不摄血

【临床表现】起病缓慢，病程迁延，紫癜反复出现，瘀斑、瘀点颜色淡紫，常有肉眼或镜下血尿，面色苍黄，神疲乏力，食欲不振，头晕心慌，舌淡苔薄，脉细无力。

【用药指导】治宜：健脾养心，益气摄血。可选用人参归脾丸、归脾丸、乌鸡白凤口服液、宁血糖浆。

4. 阴虚火旺

【临床表现】紫癜时发时止，疹色暗红，或紫癜消失，见镜下血尿，低热盗汗，心烦少寐，大便干燥，小便黄赤，舌光红，苔少，脉细数。

【用药指导】治宜：滋阴降火，凉血止血。可选用知柏地黄丸。

（二）西医治疗

1. 一般治疗　卧床休息，积极寻找和去除致病因素，如控制感染，补充维生素。有荨麻疹或血管神经性水肿时，应用抗组胺药物和钙剂。腹痛时应用解痉剂，消化道出血时应禁食，可静脉滴注西咪替丁每日 20～40mg/kg，必要时输血。

2. 药物治疗

（1）糖皮质激素和免疫抑制剂：急性期对腹痛和关节痛可予缓解，但不能预防肾脏损害的发生，亦不能影响预后。泼尼松每日 1～2mg/kg，分次口服，或用地塞米松、甲基泼尼松龙每日 5～10mg/kg 静脉滴注，症状缓解后即可停用。重症过敏性紫癜肾炎可加用免疫抑制剂如环磷酰胺、硫唑嘌呤或雷公藤多苷片。

（2）抗凝治疗：①阻止血小板聚集和血栓形成：阿司匹林每日 3～5mg/kg，或每日 25～50mg，每天一次服用；双嘧达莫（潘生丁）每日 3～5mg/kg，分次服用。②肝素：每次 0.5～1mg/kg，首日 3 次，次日 2 次，以后每日 1 次，持续 7 天。

第三章　儿科中成药

安宫牛黄丸

【药物组成】牛黄、水牛角浓缩粉、麝香、珍珠、朱砂、雄黄、黄连、黄芩、栀子、郁金、冰片。

【功效主治】清热解毒，镇惊开窍。用于神昏谵语；中风昏迷及脑炎、脑膜炎、脑出血、败血症见上述证候者。

【剂型与规格】蜜丸，每丸重3g。

【用法与用量】口服，1次1丸，1日1次；小儿3岁以内1次1/4丸，4～6岁1次1/2丸，1日1次；或遵医嘱。

【不良反应】因安宫牛黄丸中含有朱砂和雄黄，据药典记载，朱砂主要成分为硫化汞，其含量比例不同，大致为含汞86.2%，硫13.8%，对于单味朱砂或含有朱砂成分的中成药，不宜超量或持久服用，尤其肝、肾功能不正常者，更不宜服用，以免造成汞中毒而加重病情，出现中毒症状者应及时送医院救治，以免发生意外。另外，因安宫牛黄丸中含有雄黄，与亚硝盐类、亚铁盐类同服可生成硫代砷酸盐，可使疗效下降。同理，与硝酸盐、硫酸盐类同服，可使雄黄所含的硫化砷氧化，增加毒性。因此，也不宜与硝酸盐、硫酸盐类同服。

【注意事项】

①中风脱证神昏（包括舌苔白腻、寒痰阻窍者）不宜用。

②孕妇慎用。

③安宫牛黄丸含朱砂等有毒之物，不可久服或过服，即神志清醒后当停用。另外，因安宫牛黄丸中含有雄黄，与亚硝盐类、亚铁盐类同服可生成硫代砷酸盐，可使疗效下降。同理，与硝酸盐、硫酸盐类同服，可使雄黄所含的硫化砷氧化，增加毒性。因此，也不宜与硝酸盐、硫酸盐类同服。

八宝惊风散

【药物组成】天麻、黄芩、天竺黄、防风、全蝎、沉香、丁香、钩藤、冰片、茯苓、麝香、薄荷、川贝母、金礞石、胆南星、人工牛黄、珍珠、龙齿、栀子。

【功效主治】祛风化痰，退热镇惊。用于小儿惊风，发烧咳嗽，呕吐痰涎。

【剂型与规格】散剂，每瓶装0.26g。

【用法与用量】口服，小儿1次0.52g，1日3次。周岁以内遵医嘱酌减。

【注意事项】婴孩戒食生冷油腻燥热食物。

百 令 胶 囊

【药物组成】百令胶囊主要由虫草酸、甘露醇、甾体以及19种氨基酸等组成。

【功效主治】补虚损、益精气、保肺益肾、止咳化痰、收敛镇静。主要用于治疗慢性气管炎、支气管哮喘、慢性肾病、慢性肝病、性功能减退、肿瘤、各种功能衰退症及免疫功能异常症。

【剂型与规格】胶囊剂，每粒装0.2g。

【用法与用量】口服，1次5粒，1日3次。儿童酌情减量或遵医嘱。

板蓝根颗粒

【药物组成】板蓝根。

【功效主治】清热解毒，凉血利咽。用于肺胃热盛所致的咽喉肿痛、口咽干燥；急性扁桃体炎见上述证候者。

【剂型与规格】冲剂，每袋装10g（有糖型），3g（无糖型）。

【用法与用量】开水冲服。1次3~6g（无蔗糖），1日3~4次。

【注意事项】

①忌烟、酒及辛辣、生冷、油腻食物。

②不宜在服药期间同时服用滋补性中药。

半夏厚朴片（丸）

【药物组成】半夏、茯苓、生姜、厚朴、紫苏。

【功效主治】行气散结，降逆化痰。用于七情气结、痰涎结聚，虚寒上气，或心腹绞痛，或胸满喘急。应用于心神不安，心悸，歇斯底里性咽喉的狭窄感（梅核气）。

【剂型与规格】片剂，每片200mg；丸剂，每丸200mg。

【用法与用量】口服，1次5~7片或丸，1日2~3次。或遵医嘱。

【注意事项】

①津伤较重或阴虚者不宜使用。

②本品性状发生改变时禁止使用。

半夏露糖浆

【药物组成】半夏26.4g，枇杷叶26.4g，远志（泡）16.9g，款冬花15.8g，桔梗10.5g，麻黄10.5g，甘草10.5g，陈皮15.8g，薄荷油1ml，蔗糖560g，苯甲酸钠6.3g，制成 1000ml。

【功效主治】止咳化痰。用于咳嗽多痰，支气管炎。

【剂型与规格】糖浆剂，每瓶装 120ml，168ml。

【用法与用量】口服，1 次 15ml，1 日 4 次。

橘红痰咳液

【药物组成】化橘红、百部（蜜炙）、茯苓、半夏（制）、白前、甘草、苦杏仁、五味子。

【功效主治】理气祛痰，润肺止咳。用于治疗感冒、咽喉炎引起的痰多咳嗽、气喘。

【剂型与规格】口服液，每支 10ml。

【用法与用量】口服，1 次 10~20ml，1 日 3 次。

【禁忌证】风热者忌用。

【注意事项】

①忌食辛辣、油腻食物。

②本品适用于痰湿咳嗽，其表现为咳嗽反复发作，咳声重浊，痰多，色白或带灰色。

③支气管扩张、肺脓疡、肺心病、肺结核患者应在医师指导下服用。

④服用一周病证无改善，应停止服用，去医院就诊。

⑤服药期间，若患者出现高热，体温超过 38℃，或出现喘促气急者，或咳嗽加重，痰量明显增多者应到医院就诊。

⑥不宜长期服用。

⑦对本品过敏者禁用，过敏体质者慎用。

⑧药品性状发生改变时禁止服用。

宝宝乐颗粒

【药物组成】黄芪（制）、桂枝、白芍、干姜、麦芽

（炒）、六神曲（焦）、山楂（炒）、大枣。

【功效主治】温中补虚，和里缓急，开胃消食。用于脾胃虚寒，脘腹隐痛，喜温喜按，胃纳不香，食少便溏。

【剂型与规格】颗粒剂，每袋装5g。

【用法与用量】口服：开水冲服，1次1~2袋，1日2~3次。

【注意事项】不适用于肝气郁滞、脾胃阴虚者。

宝 儿 康 散

【药物组成】太子参、芡实、薏苡仁、茯苓、白扁豆（炒）、甘草（制）、白术（炒）、麦芽（炒）、山楂、北沙参、山药、陈皮、石菖蒲、莲子。

【功效主治】补气健脾，开胃消食，渗湿，止泻。用于小儿脾胃虚弱，消化不良，食欲不振，大便异常，精神困倦，睡眠不安，夜惊、夜啼等症。

【剂型与规格】散剂，每瓶装1g。

【用法与用量】开水冲服，周岁小儿1次0.25g，2~3岁1次0.5g，4~6岁1次1g，1日2次。

【注意事项】

①服药期间忌食寒凉及不易消化食品

②腹泻服药三天症状不见好转，或厌食服药一周不见好转，应及时去医院诊治。

③治疗期间症状加重应到医院咨询医师，不可连续服用。

④过敏体质者慎用。

⑤药品性状发生改变时禁止服用。

宝咳宁颗粒

【药物组成】紫苏叶、桑叶、前胡、浙贝母、麻黄、桔梗、天南星、陈皮、苦杏仁（炒）、黄芩、青黛、天花粉、枳壳（去瓤麸炒）、山楂、甘草、牛黄。

【功效主治】清热解表，止嗽化痰。用于小儿感冒风寒内热停食引起的头痛身热，咳嗽痰盛，气促作喘，咽喉肿痛，烦躁不安。

【剂型与规格】颗粒剂，每袋装5g。

【用法与用量】开水冲服，1次2.5g，1日2次。周岁以内小儿酌减。

【临床应用】上呼吸道感染、支气管炎、肺炎、支气管哮喘、病毒性感冒。

【合理配伍】

①与痢特灵、苯乙肼、复降片、降压灵和催眠镇静剂（苯巴比妥、氯丙嗪等）等合用会产生拮抗作用；与氨茶碱合用会增加毒性2～3倍；与肾上腺素合用会使血压升高；和地戈辛、洋地黄合用会增加对心脏的毒性。

②与降血糖药合用会产生拮抗作用；与氢氯噻嗪合用易导致低血钾；与水杨酸制剂合用易导致消化性溃疡。

保儿安颗粒

【药物组成】山楂、稻芽、使君子、布渣叶、莱菔子、槟榔、葫芦茶、孩儿草、莲子心。

【功效主治】健脾消滞，利湿止泻，清热除烦，驱虫治积。用于食滞及虫积所致的厌食消瘦，胸腹胀闷，泄泻腹痛，夜睡不宁，磨牙咬指。

【剂型与规格】颗粒剂，每袋装10g。

【用法与用量】开水冲服，一岁小儿1次2.5g，2～3岁1次5g，4岁以上1次10g，1日2次。

【注意事项】

①忌食生冷油腻及不易消化食品。

②婴儿应在医师指导下服用。

③怀疑有肠道寄生虫者，应先作大便常规检查，避免盲目驱虫。

④腹痛泄泻症状严重，或夜寐不安怀疑为夜惊症者，及长期厌食，体弱消瘦者均应去医院就诊。

⑤服药 7 天症状无缓解，应去医院就诊。

⑥糖尿病患儿禁服。

保儿宁糖浆

【药物组成】黄芪（制）、白术（炒）、防风、山药（炒）、茯苓、鸡内金、芦根。辅料为蔗糖、水。

【功效主治】益气固表，健中醒脾。用于脾肺气虚所致的神倦纳呆，面黄肌瘦，烦躁不宁，表虚自汗，容易感冒。

【剂型与规格】糖浆剂，每瓶装 10ml。

【用法与用量】口服，3 岁以下，1 次 5ml；3 岁以上，1 次 5～10ml；1 日 2 次。

【不良反应】偶见便秘。

【注意事项】

①对上呼吸道容易反复感染的患儿，可长期服用本药，以提高体质，增强防御外邪侵袭机体的能力。

②过敏体质者慎用。

③药品性状发生改变时禁止服用。

【其他剂型】颗粒剂，每袋装 10g。开水冲服或嚼服。3 岁以下，1 次半袋；3 岁以上，1 次 1 袋；1 日 2 次。

保 和 丸

【药物组成】山楂（焦）、茯苓、半夏（制）、六神曲（炒）、莱菔子（炒）、陈皮、麦芽（炒）、连翘。

【功效主治】消食导滞和胃。用于食积停滞，脘腹胀满，嗳腐吞酸，不欲饮食。

【剂型与规格】水丸，每8丸相当于原生药3g。

【用法与用量】口服，1次8丸，1日3次。

【注意事项】

①孕妇忌服。

②忌生冷油腻不易消化食物。

③不适用于因肝病或心肾功能不全所致之饮食不消化、不欲饮食、脘腹胀满者。

④身体虚弱或老年人不宜长期服用。

⑤哺乳期妇女慎用。

⑥服药三天症状无改善，或出现其他症状时，应立即停用并到医院诊治。

⑦对本品过敏者禁用，过敏体质者慎用。

⑧本品性状发生改变时禁止使用。

保 婴 丹

【药物组成】防风、天竺黄、钩藤、全蝎、薄荷、蝉蜕、川贝、牛黄、珍珠、郁金、天麻等。

【功效主治】疏风清热，化痰定惊。用于小儿感冒，因风寒袭表、食滞化热所致发热恶寒，喷嚏流涕，咳嗽有痰及不思饮食，夜啼易惊等症。

【剂型与规格】0.34g×6瓶/盒。

【用法与用量】口服：温水调服，0~6个月小儿，1次半

瓶，1 日 1 次。6 个月~1 岁小儿，1 次 1 瓶，1 日 1 次。1~2
岁小儿，1 次 1 瓶，1 日 2 次。2 岁以上，1 次 1 瓶半，1 日
2 次。

【合理配伍】保婴丹不能和乳酸菌素片合用。

【注意事项】忌食生冷荤腥、油腻燥热之物。

保　婴　散

【药物组成】胆南星、钩藤、牛黄、冰片、僵蚕、全蝎、
珍珠、麝香、白附子（姜醋制）、天麻、蝉蜕（去头足）、琥
珀、防风、天竺黄、朱砂。

【功效主治】除痰，定惊，清热解毒。用于小儿惊风，痰
涎壅盛。

【剂型与规格】散剂，每瓶装 0.3g。

【用法与用量】口服，1 次 1~2 瓶，十天内婴儿减半。

【合理配伍】保婴散不能与妈咪爱、乳酸菌素片合用。

【注意事项】忌食生冷荤腥、油腻燥热之物。

鼻渊通窍颗粒

【药物组成】辛夷、苍耳子（炒）、麻黄、白芷、薄荷、藁
本、黄芩、连翘、野菊花、天花粉、地黄、丹参、茯苓、甘草。

【功效主治】疏风清热，宣肺通窍。用于急鼻渊（急性鼻
窦炎）属外邪犯肺证，症见前额或颧骨部压痛，鼻塞时作，
流涕黏白或黏黄，或头痛，或发热，苔薄黄或白，脉浮。

【用法用量】开水冲服，1 次 15g，1 日 3 次。

【不良反应】偶见腹泻。

【注意事项】脾虚腹胀者慎用；服药期间勿食辛、辣等
食物。

冰 硼 散

【药物组成】硼砂、硝石、冰片。

【功效主治】散郁火，止牙痛。用于火热内闭引起的牙龈肿痛，口舌生疮。

【剂型与规格】散剂，每瓶装3g。

【用法用量】吹敷患处，1次少量，1日数次。

【注意事项】不可内服，忌食辛辣食物。

补心气口服液

【药物组成】黄芪、人参、石菖蒲、薤白等。

【功效主治】补益心血，理气止痛。用于气短、心悸、乏力、头晕等心气虚损型胸痹心痛。

【剂型与规格】口服液，每支装10ml。

【用法与用量】口服，一次10ml，一日3次。

【药理作用】动物实验表明具有抗冠状动脉痉挛及抗心肌缺血作用。

补阳还五丸

【药物组成】黄芪、虎杖、赤芍、当归、桃仁、红花、川芎。

【功效主治】温阳补气，活血祛瘀，通络除痹。

【临床应用】脑血栓、脑溢血之中风后遗症、颜面神经麻痹、冠心病、心绞痛、心肌梗死、四肢麻木针刺感、周期麻痹之预防和治疗。

【合理配伍】①肾虚引起的萎缩症：加巴戟阴阳丸；②气虚引起的萎缩症：加补中益气丸；③严重麻木的痹证：加舒筋活血丸和桃红四物丸；④肌肉萎缩慢性关节炎：加独活寄

生丸。

补中益气丸

【药物组成】炙黄芪、党参、白术（炒）、当归、升麻、柴胡、陈皮、炙甘草。

【功效主治】补中益气，升阳举陷。用于脾胃虚弱、中气下陷所致的体倦乏力、食少腹胀、便溏久泻、肛门下坠。

【剂型与规格】水丸，每100粒重6g。

【用法与用量】口服，1次1袋，1日2~3次。

【注意事项】

①忌不易消化食物。

②感冒发热病人不宜服用。

③有高血压、心脏病、肝病、糖尿病、肾病等慢性病严重者慎用。

④服药4周症状无缓解，应去医院就诊。

⑤对补中益气丸过敏者禁用，过敏体质者慎用。

⑥补中益气丸性状发生改变时禁止使用。

参附注射液

【药物组成】主要成分：红参、黑附片提取物，其中人参皂苷 >0.8mg/ml、乌头碱 <0.1mg/ml，每 ml 注射液相当于生药：红参0.1g，附片0.2g。

【功效主治】回阳救逆，益气固脱。主治：气虚、阳虚所致胸痹、怔忡；咳喘；放化疗后气虚血亏术后体虚；阳虚水肿、尿频；胃疼、泄泻；痹证；肾阳不足之畏寒肢冷、腰酸软、阳痿；厥脱及各种慢性病见有阳虚（气虚）症状者等。

【临床应用】①各型休克：心源性休克、感染性休克、失血性休克、创伤性休克、过敏性休克、神经性休克。②心脏疾病：充血性心力衰竭、心律失常，病态窦房结综合征、房室传导阻滞、心肌炎、心肌梗死、冠心病、肺心病。血液疾病：再生障碍性贫血、高凝倾向、放疗、化疗所致白细胞减少、血小板减少。手术前后稳定血压，血液透析后低血压。③其他：支气管哮喘、多器官功能失常综合征（MODS）、糖尿病及其继发症、各类免疫功能受损或低下、各种虚寒慢性疾病辅助治疗、肾上腺皮质功能减退、关节炎、风湿性关节炎、类风湿性关节炎、肩周炎、冻疮。

【剂型与规格】注射液，每支装 50ml。

【用法与用量】肌内注射一次 2～4ml，一日 1～2 次。静脉滴注一次 20～100ml（用 5%～10% 葡萄糖注射液 250～500ml 稀释后使用）。静脉推注一次 5～20ml（用 5%～10% 葡萄糖注射液 20ml 稀释后使用）。或遵医嘱。

【不良反应】偶见过敏反应。

【注意事项】

①本品孕妇慎用。

②本品避免直接与辅酶 A、VitK3、氨茶碱混合配伍使用。

③本品不宜与中药半夏、瓜蒌、贝母、白蔹、白及及藜芦等同时使用。

④本品不宜与其他药物在同一容器内混合使用。

⑤本品含有皂苷，正常情况下，摇动时可以产生泡沫现象。

⑥本品是中药制剂，保存不当时可能影响产品质量。使用前必须对光检查，如发现药液出现浑浊、沉淀、变色、漏气或瓶身细微破裂者，均不能使用。

⑦如出现不良反应，遵医嘱。

参苓白术散

【药物组成】白扁豆、白术、茯苓、甘草、桔梗、莲子、人参、砂仁、山药、薏苡仁。

【功效主治】补脾胃，益肺气。用于脾胃虚弱，食少便溏，气短咳嗽，肢倦乏力。

【剂型与规格】散剂，每袋装6g。

【用法与用量】口服，1次6～9g，1日2～3次。

【注意事项】

①忌不易消化食物。

②感冒发热病人不宜服用。

③有高血压、心脏病、肝病、糖尿病、肾病等慢性病严重者慎用。

④服药4周症状无缓解，应去医院就诊。

⑤对本品过敏者禁用，过敏体质者慎用。

⑥本品性状发生改变时禁止使用。

参麦注射液

【药物组成】每毫升注射液含红参0.1g，麦冬0.1g。

【功效主治】益气固脱，养阴生津，生脉。用于治疗气阴两虚型之休克、冠心病、病毒性心肌炎、慢性肺心病、粒细胞减少症。能提高肿瘤病人的免疫功能，与化疗药物合用时，有一定非增效作用，并能减少化疗药物所引起的毒副反应。

【剂型与规格】注射液，每支装5ml。

【用法与用量】肌内注射，1次2～4ml，1日1次。静脉滴注，1次10～60ml（用5%葡萄糖注射液250～500ml稀释后应用）或遵医嘱。

【药理作用】

①适用于各种休克，可兴奋肾上腺皮质系统及增加网状内皮系统对休克时各种病理性物质的清除作用，可改善心、肝、脑等重要脏器的供血、改善微循环及抗凝作用。

②用于冠心病心绞痛、心肌梗死，病毒性心肌炎，肺源性心脏病，心力衰竭等，能强心升压，改善冠脉流量，增加机体耐缺氧能力，减少心肌耗氧量，并有保护、修复心肌细胞及一定的抗心律失常作用。

③对于各种癌症病人，配合化疗、放疗有明显的增效减毒作用，能改善癌症病人全身健康状况保护骨髓造血功能，改善肿瘤病人的细胞免疫功能（提高 NK 、 LAK 活性及 TH/TS 值等），提高肿瘤消失缩小率。

【不良反应】

①在使用本品期间，如果感到不适，要尽快告诉医师或药师。情况紧急可先停止使用。

②可能有过敏反应，如心慌、气短、胸闷、颜面潮红等。文献报道偶见过敏性休克 6 例，呼吸困难 5 例，心衰死亡 1 例。

【注意事项】

①过敏体质者慎用。

②孕妇慎用。

③本品含有皂苷，摇动时产生泡沫是正常现象。

④本品不能与其他药混合滴注。

⑤静脉给药时应尽量采用静脉滴注，避免静脉推注，且剂量不宜过大，速度不宜过快。

⑥静脉滴注时应小心，防止渗漏血管外而引起刺激疼痛；冬季可用30℃温水预热，以免除物理性刺激。

⑦本品不宜与抗生素类药物混合使用。

⑧本品含人参，不宜与含藜芦、五灵脂的药物同时使用。

⑨用药期间不宜喝茶和吃萝卜，以防影响药效。

⑩用药期间，忌烟酒，忌食辛辣油腻之物。

参术儿康糖浆

【药物组成】太子参、白术（麸炒）、茯苓、制何首乌、六神曲（炒）、当归、山楂（炒）、白扁豆（炒）、山药（炒）、炙黄芪、麦芽（炒）、桔梗、远志、陈皮、甘草、蜂王浆。辅料为蔗糖、香精、苯甲酸钠。

【功效主治】健脾和胃，益气养血。用于脾胃虚弱所致的小儿疳积，食欲不振，睡眠不安，多汗及营养不良性贫血。

【剂型与规格】糖浆剂，每瓶装 100ml。

【用法与用量】口服：2 岁以下 1 次 10～15ml；3～4 岁 1 次 20ml；5～6 岁 1 次 30ml，1 日 3 次。

【临床应用】参术儿康糖浆治疗小儿厌食症的临床疗效：100 例患儿随机分为治疗组 60 例和对照组 40 例，治疗组服用参术儿康糖浆；对照组给予双歧杆菌活菌片、维生素 B_1、葡萄糖酸锌。均 15d 为 1 个疗程，3 个疗程后统计疗效。结果治疗组治愈 32 例，显效 18 例，有效 5 例，无效 5 例，总有效率 91.6%；对照组治愈 12 例，显效 7 例，有效 11 例，无效 10 例，总有效率 75.0%。两组总有效率比较差异有统计意义（$P<0.05$），治疗组疗效优于对照组。结论：参术儿康糖浆治疗小儿厌食症疗效显著，且药味易被小儿接受。

【合理配伍】方中白术性味甘、苦、温，归脾、胃经，能健脾益气燥湿，被前人誉为"补气健脾第一要药"；茯苓性味甘、淡、平，归心、脾、肾经，能渗湿健脾；山药性味甘平，归肺、脾、肾经，能补气健脾，滋养胃阴；白扁豆味甘、微温，归脾、胃经，为健脾化湿良药，炒后可使健脾止泻作用增强；山楂味酸、微温，归脾、胃、肝经，功能健脾和胃，消食化积，能治各种饮食积滞，尤为消化油腻肉食积滞之要药。麦芽味甘，归脾、胃、肝经，功能消食和中，用于米面薯芋食滞；神曲炒焦消食之功尤著；黄芪、太子参、何首乌、当归、蜂王浆则补益气血阴阳。诸药合用，以畅气机为主导，重在运化，使脾气充盛，胃气得和，谷物得消，纳化正常，兼以补益，故能通而不伤正，补而不滞邪。而且糖浆类制剂易为小儿所接受，克服了患儿因长时间服用药物而产生恐惧、厌恶、反感的缺点，大大增加患儿接受治疗的依从性及持续性，从而更加肯定了临床疗效。

【注意事项】

①忌食生冷油腻及不易消化食物。

②婴儿应在医师指导下服用。

③感冒时不宜服用。

④长期厌食，体弱消瘦者，应去医院就诊。

⑤患儿如自汗多、夜寐易惊、眠少等应注意是否为佝偻病，以免延误治疗。

⑥服药7天症状无缓解，应去医院就诊。

⑦对本品过敏者禁用，过敏体质者慎用。

⑧本品性状发生改变时禁止使用。

⑨糖尿病患儿禁服。

参 志 胶 囊

【药物组成】人参、远志、石菖蒲、黄芩、黄连、大黄、当归、白芍、川芎、丹参、葛根。

【功效主治】益气养血，清热祛痰，醒神益智。用于痰瘀阻闭心窍所致小儿智能低下，神智呆钝或亢奋，健忘不安，夜寐不安，舌红苔黄腻，脉沉涩或滑数等病证。

【药理作用】促进大脑皮质神经细胞的生长发育，改善脑部微循环。迅速改善神智呆钝或亢奋、健忘、夜寐不安等症状，安全，无任何毒副作用。

【临床应用】治疗小儿智能低下（以小儿多动症、抽动症为典型）有特效。

【剂型与规格】胶囊剂，每粒装0.3g。

【用法与用量】口服。1次5粒，1日3次。

苍苓止泻口服液

【药物组成】苍术、茯苓、金银花、柴胡、葛根、黄芩、马鞭草、金樱子、土木香、槟榔、甘草。

【功效主治】清热除湿，运脾止泻。用于湿热所致的小儿泄泻，症见：水样或蛋花样粪便，或夹有黏液，无热或发热，腹胀，舌红，苔黄等，以及小儿轮状病毒性肠炎，见以上症状者。

【用法与用量】饭前口服。6个月以下，1次5ml；6个月~1岁，1次5~8ml；1~4岁，1次8~10ml；4岁以上，1次10~20ml，1日3次。3日为一疗程，或遵医嘱。

【药理作用】体外试验表明本品具有抑制肠道轮状病毒和肠道致病菌的作用。

【不良反应】偶见呕吐。

【注意事项】脱水及病重患儿注意补液等综合治疗。

【剂型与规格】每支装10ml。

陈夏六君子丸

【药物组成】党参、白术（土炒）、茯苓、陈皮、半夏（制）、炙甘草。

【剂型与规格】水蜜丸，每瓶装60g。

【用法与用量】口服，水蜜丸一次6g。1日2~3次。

【功效主治】补脾健胃，理气化痰。用于脾胃虚弱，食少不化，腹胀胸闷，气虚痰多。

【注意事项】

①忌食辛辣、生冷油腻不易消化食物。

②不适用于诊断明确的萎缩性胃炎。

③不适用于口干舌燥，大便干结者。

④服药三天症状无改善，或出现其他症状时，应立即停用并到医院诊治。

⑤药品性状发生改变时禁止服用。

⑥孕妇忌服。

除湿止痒软膏

【药物组成】蛇床子、黄连、黄柏、白鲜皮、苦参、虎杖、紫花地丁、茵陈、苍术、花椒、冰片等。

【剂型与规格】软膏，每瓶装10g，20g。

【用法与用量】外用，1日3~4次，涂抹患处。

【功效主治】清热除湿，祛风止痒。用于急性、亚急性湿疹属湿热或湿阻型的辅助治疗。

【注意事项】皮肤破损处忌用。

纯阳正气丸

【药物组成】广藿香100g，半夏（制）100g，青木香100g，陈皮100g，丁香100g，肉桂100g，苍术100g，白术100g，茯苓100g，朱砂10g，硝石（精制）10g，硼砂6g，雄黄6g，金礞石（煅）4g，麝香3g，冰片3g。

【剂型与规格】水蜜丸，每瓶装30g。

【用法与用量】口服，一次1.5~3g，一日1~2次。

【功效主治】温中散寒。用于暑天感寒受湿，腹痛吐泻，胸膈胀满，头痛恶寒，肢体酸重。

【禁忌证】孕妇禁用。

健脾八珍糕

【药物组成】党参（炒）、白术（炒）、茯苓、山药（炒）、薏苡仁（炒）、莲子、芡实（炒）、白扁豆（炒）、陈皮。辅料为大米、蔗糖、麻油。

【功效主治】健脾益胃。用于老年、小儿及病后脾胃虚弱，消化不良，面色萎黄，腹胀便溏。

【剂型与规格】糕剂，每块重 8.3g。

【用法与用量】口服，每日早晚饭前热水化开炖服，亦可干服。一次 3~4 块，婴儿一次 1~2 块。

【注意事项】

①忌食生冷油腻不易消化食物。

②不适用于急性肠炎腹泻，主要表现为腹痛、水样大便频繁，或发烧。

③糖尿病患者慎用。

④服药三天症状无改善，或出现其他症状时，应立即停用并到医院诊治。

⑤药品性状发生改变时禁止服用。

⑥孕妇忌服。

丹参注射液

【药物组成】丹参。

【功效主治】活血化瘀，通脉养心。用于冠心病胸闷，心绞痛。

【剂型与规格】注射液，每支装 2ml。

【用法与用量】肌内注射，1次2~4ml，1日1~2次；静脉注射，1次4ml（用50%葡萄糖注射液20ml稀释后使用），1日1~2次；静脉滴注，1次10~20ml（用5%葡萄糖注射液100~500ml稀释后使用），1日1次。或遵医嘱。

【不良反应】偶见过敏反应。主要症状体征为瘙痒、头痛、气急、心慌、发热、恶心、呕吐、腹痛、咳嗽、哮喘、低血压、心律失常、局限性水肿、口唇疱疹、荨麻疹等。

丹　七　片

【药物组成】丹参、三七。

【功效主治】活血化瘀。用于血瘀气滞，心胸痹痛，眩晕头痛，经期腹痛。

【剂型与规格】片剂，每片0.3g。

【用法与用量】口服，1次3~5片，1日3次。

【药理作用】方中主药丹参含丹参酮、丹参素等有效成分，具有多方面的药理作用，实验证明能扩张冠状动脉，增加冠脉血流量，具有抗心肌缺血和梗死的作用，有扩张外周血管和降低血压的作用；能明显改善微循环，增大血流量，增强耐缺氧能力，还具有镇静和镇痛作用。三七含三七皂苷、黄酮等有效成分，能扩张冠状动脉，减低冠脉阻力，增加冠脉流量，能降低动脉压、心肌耗氧量及心肌的摄氧率，能促进凝血，缩短凝血时间，具有良好的止血作用。但本品又有显著的抗凝血作用，能抑制血小板功能，促进纤溶作用。

【注意事项】孕妇慎用。

当归龙荟丸

【药物组成】当归、芦荟、大黄、龙胆、黄连、黄芩、栀子、黄柏、木香。

【剂型与规格】水丸，每100粒6g。

【用法与用量】口服。1次6g，1日2次。

【功效主治】清肝明目，泻火通便。用于肝胆实热，耳聋，耳鸣，耳内生疮，胃肠湿热，头晕牙痛，眼目赤肿，大便不通。

【注意事项】

①忌烟、酒及辛辣食物。

②不宜在服药期间同时服用滋补性中药。

③有高血压、心脏病、肝病、糖尿病、肾病等慢性病严重者慎用。

④服药后大便次数增多且不成形者，应酌情减量。

⑤严格按用法与用量服用，本品不宜长期服用。

⑥服药3天症状无缓解，应去医院就诊。

⑦对本品过敏者禁用，过敏体质者慎用

⑧孕妇禁用。

丁桂儿脐贴

【药物组成】丁香，肉桂，荜茇。

【功效主治】健脾温中，散寒止泻。适用于小儿泄泻、腹痛的辅助治疗。

【剂型与规格】外用贴剂，每贴重1.6g。

【用法与用量】外用。贴于脐部，1次1贴，24小时换药1次。

【药理作用】丁香可缓解腹部胀气，增加胃液分泌，增强消化功能，减轻恶心呕吐，对绿脓杆菌、大肠杆菌、痢疾杆菌均有抑制作用，且对胃肠黏膜有保护作用。肉桂对胃肠有缓和的刺激作用，能增强消化机能，排除消化道积气，缓解胃肠道痉挛而止胃腹痛，能增强血液循环，有杀革兰阳性菌作用，荜茇对大肠杆菌、痢疾杆菌亦有明显的抑制作用。

【不良反应】皮肤粘贴处偶见过敏反应。

【注意事项】脐部皮肤有炎症者或皮肤过敏者慎用；用药期间忌食生冷油腻。

多动宁胶囊

【药物组成】熟地黄、龟甲、远志、石菖蒲、山茱萸、山药、龙骨、茯苓、黄柏、僵蚕、化橘红。

【功效主治】滋养肝肾，开窍，宁心安神。用于肝肾阴虚所致儿童多动症之多动多语，冲动任性，烦急易怒等。

【剂型与规格】胶囊剂，每粒装0.38g。

【用法与用量】口服，1次3~5粒，1日3次；或遵医嘱。

【药理研究】①镇静作用：多动宁胶囊可明显抑制正常小鼠旷野活动，增加小鼠尾悬挂法6分钟内静止不动时间，延长小鼠在5分钟强迫游泳不动时间，对阈下剂量的戊巴比妥钠均有协同作用；对甲状腺素片所造阴虚模型小鼠，多动宁胶囊也可明显减少模型小鼠旷野活动，增加模型小鼠悬挂法6分钟内静止不动时间，实验结果表示：多动宁胶囊对正常小鼠和阴虚模型小鼠均有镇静作用。②益智作用：多动宁胶囊对正常小鼠和甲状腺素片所造阴虚模型小鼠均可明显改善东莨菪所致记忆获得性障碍和亚硝酸钠所致小鼠记忆巩固性障碍，并通过小鼠跳台法和小鼠避暗法两种方法验证。结果提示：多动宁胶囊对正常小鼠和阴虚模型小鼠均有改善和促进记忆的作用。③提高脑内多巴胺在突触部位的含量及多巴胺神经元的活性，达到安静。④增加基底节和中脑的血流，减少前额皮层特别是脑皮层运动区的血流，使患儿注意力集中程度增加，运动行为减少，冲动行为得到控制，并能协调精细动作和粗大运动。⑤降低社会阈值，调整正性或负性强化的水平，从而矫正其行为障碍。

【不良反应】脑力宝合用多动宁致不良反应1例。患儿男，11 岁，因学习成绩不佳、多动、烦躁口服脑力宝丸，3 次/日，每次 2 粒，共服近一个月，疗效不佳，后经当地医院诊断为多动症，口服多动宁胶囊，3 次/日，每次 3 粒，服用 10 日后病情未见好转，为增强疗效，听从当地医生建议同时口服脑力宝与多动宁，用法仍是 3 次/日，但每次各 2 粒，第 2 次服药（即两药共用 8 粒）后约 2 小时出现头后仰、双目上视、身体向左扭曲、双上肢抖动症状，在外未经治疗。

儿 宝 膏

【药物组成】太子参、山药、白扁豆（炒）、茯苓、北沙参、麦冬、山楂（炒）、麦芽（炒）。

【功效主治】健脾益气、生津开胃。用于脾虚久弱，小儿面黄体弱，纳呆厌食，精神不振，口干燥渴，盗汗。

【剂型与规格】膏剂，每瓶装 180g、100g、220g。

【用法与用量】口服。1～3 岁 1 次 10g，4～6 岁 1 次 15g，6 岁以上 1 次 20～25g，1 日 2～3 次。

【注意事项】

①本品为脾虚厌食者而设，胃热实证者不宜应用。

②久泻患儿服用本品应明确病因，同时注意补充液体，防止脱水。

③患病期间饮食清淡，不宜食用油腻、生冷食品。

【其他剂型】颗粒剂，每袋装 5g，15g。开水冲服。1～3 岁 1 次 5g，4～6 岁 1 次 7.5g，6 岁以上 1 次 10g，1 日 2～3 次。

儿 宝 颗 粒

【药物组成】太子参、北沙参、茯苓、山药、炒山楂、炒麦芽、陈皮、炒白芍、炒白扁豆、麦冬、葛根（煨）。辅料为蔗糖、饴糖、枸橼酸、糊精。

【功效主治】健脾益气，生津开胃。用于脾气虚弱、胃阴不足所致的纳呆厌食、口干燥渴、大便久泻、面黄体弱、精神不振、盗汗。

【剂型与规格】颗粒剂，每袋装5g。

【用法与用量】开水冲服。1~3岁1次5g，4~6岁，1次7.5g，6岁以上1次10g，1日2~3次。

【注意事项】

①对于久泻的患儿应明确久泻的原因。

②服药3~5天症状未见好转，应及时到医院咨询医师。

③味过甜也可冲淡而服。

④对本品过敏者禁用，过敏体质者慎用。

⑤本品性状发生改变时禁止使用。

儿肤康搽剂

【药物组成】芦荟、苦参、白芷等。

【功效主治】清热除湿，祛风止痒。用于儿童湿疹、热痱、荨麻疹，属实热证或风热证的治疗和辅助治疗。也可用于小儿沐浴具有抗菌消毒，滋养和保护皮肤的作用。

【剂型与规格】搽剂，每瓶装200ml。

【用法与用量】外用。每次取本品30ml，涂搽患处，轻揉2~3分钟，用温水冲洗干净，1日2~3次；也可用本品适量涂抹全身，保持2~3分钟，然后用温水清洗；或用本品200ml，加5~6倍温水稀释后，反复洗涤全身。

【药理作用】

①抗变态反应作用：实验表明儿肤康搽剂有明显的迟发变态反应抑制作用，即有抗变态反应的功效。

②抗炎作用：实验结果表明儿肤康搽剂有明显的抑制过敏

性炎症的作用，随着药物剂量的增高其抗炎作用越强。

③止痒作用：实验结果表明儿肤康搽剂可显著提高豚鼠对磷酸组胺造成的痒刺激的耐受能力，止痒作用确切。

④儿肤康搽剂的皮肤刺激实验结论：儿肤康搽剂的刺激反应平均值为 0，为无刺激性制剂。

⑤儿肤康搽剂皮肤致敏实验结论：儿肤康搽剂的致敏反应平均值及致敏率均为 0，为弱致敏性制剂。

⑥儿肤康搽剂皮肤急性毒性实验结论：儿肤康搽剂及其 5 倍、10 倍浓度药液与家兔完整和损伤皮肤接触 24 小时后，连续 7 天观察未见有全身及局部的毒性反应。

【注意事项】本品为外用搽剂，切忌内服。

儿康宁糖浆

【药物组成】党参、黄芪、白术、山药、薏苡仁、麦冬、制何首乌、大枣、焦山楂、炒麦芽、桑枝。

【功效主治】益气健脾，和中开胃。用于脾胃气虚所致的厌食，症见身体瘦弱，消化不良，食欲不佳，大便稀溏。

【剂型与规格】糖浆剂，每支装 10ml 或每瓶装 150ml。

【用法与用量】口服。1 次 10ml，1 日 3 次；20～30 天为一疗程。

【药理作用】

①党参：含皂苷和 7 种人体必需的氨基酸，并含有铁、锌、铜等微量元素和钾、钙、钠、镁等矿物质。党参的酸浸膏和水浸膏能扩张外周血管；党参还能促进消化液的分泌；刺激造血系统和调节免疫功能。

②黄芪：主要含香豆素、皂苷、叶酸、胆碱、甜菜碱及少量硒，能加强心脏功能；扩张血管，特别是冠状动脉；黄芪的水和醇提取物有降压的作用；有利尿和消除肾炎的蛋白尿的作

用；还有保肝利胆、促进胆汁分泌、防止肝糖原减少，促进肝细胞再生等多方面的功能。

③白术：能增强消化液的分泌、增强免疫、刺激造血、降低糖原和镇静作用。

④山药含有多种氨基酸（特别是赖氨酸）、多巴胺和山药碱，能促进蛋白质的合成，改善消化系统的功能，促进小儿生长发育。

【临床应用】

①小儿厌食症。

②脾虚性腹泻（一般指非感染性腹泻）。

③反复感染。

④营养紊乱性疾病。

【合理配伍】儿康宁配合胃蛋白酶颗粒剂治疗小儿厌食症。

【注意事项】

①忌生冷油腻及不易消化食物。

②感冒时不宜服用。

③食积化热者不适用。

④长期厌食、体弱消瘦者，及腹胀重、腹泻次数增多者应去医院就诊。

⑤对本品过敏者禁用，过敏体质者慎用。

⑥本品性状发生改变时禁止使用。

儿童回春颗粒

【药物组成】黄连、水牛角浓缩粉、羚羊角、人中白、淡豆豉、大青叶、荆芥（去粗梗）、羌活、葛根、地黄、川木通、赤芍、黄芩、前胡、玄参（去芦）、桔梗、柴胡、西河柳、升麻、牛蒡子。

【功效主治】清热解毒，透表豁痰。用于急性惊风，伤寒发热，临夜发烧，小便带血，麻疹隐现不出而引起身热咳嗽，赤痢、水泻、食积、腹痛。

【剂型与规格】颗粒剂，每袋装 0.5g。

【用法与用量】口服，一岁以下婴儿一次服 1/4 包，1～2 岁服 1/2 包，3～4 岁服 3/5 包，5～7 岁服 1 包，1 日 2～3 次。

儿 童 咳 液

【药物组成】紫菀、百部、枇杷叶、前胡、甘草、苦杏仁、桔梗、麻黄、蓼大青叶。

【功效主治】清热润肺，祛痰止咳。用于咳嗽气喘，吐痰黄稠或咳痰不爽，咽干喉痛。

【剂型与规格】口服液，每支装 10ml。

【用法与用量】口服：1～3 岁一次半支，4 岁以上一次 1 支，一日 4 次。

【药理作用】动物实验表明，本品具有抗炎，解热，镇咳，祛痰作用。

①抗炎：儿童咳液对二甲苯致炎的小鼠能明显减轻炎症反应。

②解热：儿童咳液能使家兔发热反应受到明显抑制。

③镇咳：儿童咳液能明显延长小鼠氢氧化氨所致咳嗽的潜伏期，并能减少咳嗽次数。

④祛痰：儿童咳液有明显祛痰的作用，使小鼠气管苯酚红排出量明显增加。

【临床应用】急慢性气管炎咳嗽。

【合理配伍】

①与痢特灵、苯乙肼、复降片、降压灵和催眠镇静剂（苯巴比妥、氯丙嗪等）等合用会产生拮抗作用；与氨茶碱合

用会增加毒性2~3倍；与肾上腺素合用会使血压升高；和地戈辛、洋地黄合用会增加对心脏的毒性。

②与降血糖药合用会产生拮抗作用；与氢氯噻嗪合用易导致低血钾；与水杨酸制剂合用易导致消化性溃疡。

③与可待因、吗啡、杜冷丁、苯巴比妥合用会加重麻醉，抑制呼吸。

儿童清肺丸（口服液）

【药物组成】麻黄、苦杏仁（去皮炒）、石膏、甘草、桑白皮（蜜制）、瓜蒌皮、黄芩、板蓝根、法半夏、浙贝母、橘红、紫苏子（炒）、葶苈子、紫苏叶、细辛、薄荷、枇杷叶（蜜制）、白前、前胡、石菖蒲、天花粉、青礞石（煅）。

【功效主治】清肺，解表，化痰，止嗽。用于小儿风寒外束、肺经痰热所致的面赤身热、咳嗽气促、痰多黏稠、咽痛声嘶。

【剂型与规格】蜜丸，每丸重3g。

【用法与用量】口服，1次1丸，3岁以下1次半丸，1日2次。

【药理作用】

①镇咳作用（桑白皮、紫苏叶、黄芩）。

②平喘作用（主要是麻黄）。

③黄芩还有一定的抗菌、抗病毒、解热、抗炎、保肝和镇静作用。

【临床应用】

①急性上呼吸道感染。

②急性支气管炎。

【合理配伍】

①与四环素族、异烟肼配伍就会形成络合物，降低溶解

度，影响吸收；与磷酸盐（磷酸氯化喹啉、磷酸可待因等）、硫酸盐（硫酸亚铁、硫酸甲苯磺丁脲等）配合使用，会产生沉淀，使疗效降低。

②与痢特灵、苯乙肼、复降片、降压灵和催眠镇静剂（苯巴比妥、氯丙嗪等）等合用会产生拮抗作用；与氨茶碱合用会增加毒性 2~3 倍；与肾上腺素合用会使血压升高；和地戈辛、洋地黄合用会增加对心脏的毒性。

③与降血糖药合用会产生拮抗作用；与氢氯噻嗪合用易导致低血钾；与水杨酸制剂合用易导致消化性溃疡。

【注意事项】

①忌辛辣、生冷、油腻食物。

②不宜在服药期间同时服用滋补性中药。

③内蕴痰热咳嗽，阴虚燥咳、体弱久嗽者不适用。

④严格按用法与用量服用，本品不宜长期服用。

⑤高血压、心脏病患儿慎用。脾虚易腹泻者应在医师指导下服用。

【其他剂型】口服液，每支装 10ml。口服，1 次 2 支，6 岁以下 1 次 1 支，1 日 3 次。

儿童清咽解热口服液

【药物组成】柴胡、黄芩苷、紫花地丁、人工牛黄、苣荬菜、鱼腥草、芦根、赤小豆。

【功效主治】清热解毒，消肿利咽。用于小儿急性咽炎（急喉痹）属肺胃实热证，症见：发热，咽痛，咽部充血，或咳嗽，口渴等。

【剂型与规格】每只装 10ml。

【用法与用量】口服，1~3 岁 1 次 5ml；4~7 岁 1 次 10ml；7 岁以上 1 次 15ml；1 日 3 次。

【药理作用】临床前动物试验结果表明，本品对金黄色葡萄球菌感染小鼠有一定的体内保护作用，可降低小鼠死亡率；抑制二甲苯致小鼠耳肿胀和醋酸致小鼠腹腔毛细血管通透性；降低三联菌苗致发热家兔的体温；减少醋酸致小鼠扭体次数，提高热板致小鼠疼痛的痛阈值；有一定增强小鼠腹腔巨噬细胞吞噬功能的作用，可提高小鼠血清中溶血素含量，抑制二硝基氟苯致迟发性超敏反应小鼠的耳郭肿胀。

【不良反应】偶见便溏，腹泻，腹痛。

儿泻康贴膜

【药物组成】丁香、白胡椒、吴茱萸、肉桂。

【功效主治】温中散寒止泻。

【剂型与规格】贴剂，每张0.23g。

【用法与用量】外用。将膜剂表面护膜除去后，贴于脐部。1次1张，1日1次。5天为一疗程。

【药理作用】

①止泻：临床前动物实验结果提示，本品能减少番泻叶致小鼠腹泻次数，降低小鼠小肠推进率。

②镇痛：本品可减少醋酸致痛小鼠扭体反应次数。

③抑菌：本品可减少腹腔注射大肠杆菌内毒素小鼠死亡数。

【临床应用】适用于小儿非感染性腹泻，中医辨证属风寒泄泻者。症见泄泻、腹痛、肠鸣。

【不良反应】目前尚未检索到不良反应报道。

【注意事项】

①本品为外用药，禁止内服。

②忌辛辣、生冷、油腻及不易消化等食物。

③婴幼儿应在医师指导下使用。

④感染性腹泻如肠炎、痢疾等疾病应立即去医院就诊。

⑤在应用贴膜后如发现脐部瘙痒、红肿有皮疹者即应停用。

⑥用药 2～3 天症状无缓解，应去医院就诊。

⑦对本品过敏者禁用，过敏体质者慎用。

儿泻停颗粒

【药物组成】茜草藤、乌梅、甘草。

【功效主治】清热燥湿，固肠止泻。用于湿热内蕴型小儿腹泻，症见：大便稀薄，或伴有发热，腹痛，恶心，呕吐。

【剂型与规格】颗粒剂，每袋装 0.5g。

【药理作用】

①可明显降低正常大鼠的胃肠推进功能。

②对大鼠离体回肠的收缩活动有抑制作用，能拮抗新斯的明或磷酸组胺所致的家兔离体肠管运动亢进。

③十二指肠给药能抑制家兔在体肠管的运动。

④对利血平诱发的大鼠腹泻有较好的止泻作用。

⑤对二甲苯所致大鼠耳肿胀有抑制作用，提示有抗炎作用。

⑥对常见肠道细菌、轮状病毒有广泛抑制作用。急性毒性实验表明：该药无急性毒性，灌胃的最大耐受量 >120g/kg。

【临床应用】适用于秋季腹泻（轮状病毒），肠炎，其他原因腹泻。

【用法与用量】开水冲服。1～6 月：1 次 1 袋；7 月～2 岁：1 次 2 袋；3 岁：1 次 4 袋；4～6 岁：1 次 6 袋；7～14 岁：1 次 8 袋，1 日 3 次。3 天为一疗程。

【注意事项】

①服药期间忌食生冷油腻及不易消化食品。

②按照用法与用量服用，用药 3 天症状无改善或用药期间症状加重者，应及时就医。

③合并重度营养不良者，需注意配合其他治疗措施。

④对本药过敏者禁用，过敏体质者慎用。

二 陈 丸

【药物组成】陈皮、半夏（制）、茯苓、甘草。

【功效主治】燥湿化痰，理气和胃。用于痰湿停滞导致的咳嗽痰多，胸脘胀闷，恶心呕吐。

【剂型与规格】水丸，每 100 粒 6g。

【用法与用量】口服，1 次 9~15g，1 日 2 次。

【药理作用】

①镇咳祛痰：陈皮主含挥发油有祛痰作用，用麻醉猫收集气管黏液分泌方法证明，口服紫苏前胡煎剂，能显著增加呼吸道黏液的分泌而祛痰，半夏主含 β - 谷甾醇及其葡萄糖苷类能抑制咳嗽中枢而镇咳，甘草口服后，能覆盖发炎的咽喉黏膜，减少刺激，达到镇咳的目的。

②解热：紫苏叶煎剂及浸剂有较弱的解热作用。

③抗炎抑菌：紫苏叶在试管内能抑制葡萄球菌的生长，前胡苷元有抗菌、抗真菌作用，茯苓煎剂对金黄色葡萄球菌、大肠杆菌、变形杆菌有抑制作用。

【注意事项】

①忌烟、酒及辛辣、生冷、油腻食物。

②不宜在服药期间同时服用滋补性中药。

③肺阴虚所致的燥咳不适用。

④支气管扩张、肺脓疡、肺心病、肺结核患者出现咳嗽时应去医院就诊。

⑤有高血压、心脏病、肝病、糖尿病、肾病等慢性病严重

者应在医师指导下服用。

⑥服药期间，若患者发热体温超过 38.5℃，或出现喘促气急者，或咳嗽加重、痰量明显增多者应去医院就诊。

⑦服药 7 天症状无缓解，应去医院就诊。

⑧对本品过敏者禁用，过敏体质者慎用。

⑨本品性状发生改变时禁止使用。

二 至 丸

【药物组成】女贞子、墨旱莲。

【功效主治】补益肝肾，滋阴止血。用于肝肾阴虚，眩晕耳鸣，咽干鼻燥，腰膝酸痛，月经量多。

【剂型与规格】水丸，每瓶54g。

【用法与用量】口服，1 次9g，1 日2 次。

【注意事项】

①忌辛辣食物。

②感冒病人不宜服用。

③服药两周或服药期间症状无改善，或症状加重，或出现新的严重症状，应立即停药。

④对本品过敏者禁用，过敏体质者慎用。

⑤本品性状发生改变时禁止使用。

肥 儿 散

【药物组成】白术（麸炒）、山药、茯苓、鸡内金（醋制）、南山楂、炙甘草。

【功效主治】健脾，消食，化积。用于脾胃不和引起的脾虚泄泻，消化不良，面黄肌瘦，疳积腹胀。

【剂型与规格】散剂，每袋装1g。

【用法与用量】口服，一次 0.5～1g，一日 3 次，周岁以内小儿酌减。

【临床应用】治疗小儿疳证：对疳证患儿120例用肥儿冲剂冲服，每次10g，每日3次，连服1月为1疗程。结果：显效87例，有效21例，无效12例，总有效率90%，结论：肥儿冲剂可明显提高疳证患儿的体重、身高和血红蛋白，治疗疳证疗效确切。

【注意事项】

①不宜食用生冷不易消化食物。

②治疗10~14天症状无改善应到医院咨询医师。

③对本品过敏者禁用，过敏体质者慎用。

④本品性状发生改变时禁止使用。

肥 儿 糖 浆

【药物组成】山药、芡实、莲子、白扁豆（炒）、白术（炒）、茯苓、薏苡仁（炒）、北沙参、山楂、麦芽（焦）。

【功效主治】小儿滋补剂。用于小儿脾胃虚弱，不思饮食，面黄肌瘦，精神困倦。

【剂型与规格】糖浆剂，每支装10ml。

【用法与用量】口服，1次5~10ml，1日3次。

【注意事项】

①不宜食用生冷不易消化食物。

②治疗10~14天症状无改善应到医院咨询医师。

③对本品过敏者禁用，过敏体质者慎用。

④本品性状发生改变时禁止使用。

肥 儿 丸

【药物组成】肉豆蔻、木香、六神曲、麦芽、胡黄连、槟榔、使君子。

　　【功效主治】健胃消积、驱虫。用于小儿消化不良，虫积腹痛，面黄肌瘦，食少腹胀泄泻。

　　【剂型与规格】水丸，每10丸9g。

　　【用法与用量】口服，1次1～2丸，1日1～2次，3岁以内小儿酌减。

　　【注意事项】服用前应除去蜡皮，塑料球壳；本品不可整丸吞服。

肺力咳胶囊

　　【药物组成】梧桐根、红花龙胆、红管药、前胡、百部、黄芩。

　　【功效主治】止咳平喘，清热解毒，顺气祛痰。用于咳喘痰多，呼吸不畅，以及急、慢性支气管炎，肺气肿见上述证候者。

　　【剂型与规格】胶囊剂，每粒装0.3g。

　　【用法与用量】口服，1次3～4粒，1日3次。

　　【注意事项】

　　①忌烟、酒及辛辣、生冷、油腻食物。

　　②不宜在服药期间同时服用滋补性中药。

　　③有支气管扩张、肺脓疡、肺心病、肺结核患者出现咳嗽时应去医院就诊。

　　④服药3天症状无缓解，应去医院就诊。

　　⑤对本品过敏者禁用，过敏体质者慎用。

　　⑥本品性状发生改变时禁止使用。

　　⑦孕妇禁用。

枫蓼肠胃康分散片

　　【药物组成】牛耳枫、辣蓼。

【功效主治】理气健胃，除湿化滞。用于中运不健、气滞湿困而致的急性胃肠炎及其所引起的腹胀、腹痛和腹泻等消化不良症。

【剂型与规格】片剂，每片0.5g。

【用法与用量】口服，1次4~6片，1日3次。

附子理中丸

【药物组成】附子（制）、党参、白术（炒）、干姜、甘草。

【功效主治】温中健脾。用于脾胃虚寒，脘腹冷痛，呕吐泄泻，手足不温。

【剂型与规格】大蜜丸，每丸9g。

【用法与用量】1次1丸，1日2~3次。

【药理作用】

①调节胃肠道运动：据报道附子理中丸可明显增强胃张力及胃蠕动，加快胃排空；该药还可抵抗乙酰胆碱引起的回肠痉挛及肾上腺素引起的回肠运动抑制。

②增强体力和抗寒能力：动物实验发现，脾虚动物经附子理中丸治疗后，在4℃冷水中游泳时间明显延长，表明该药能显著增强脾虚动物的体力和抗寒能力。

③附子理中丸对醋酸引起的小鼠腹痛有明显的镇痛作用，还能显著提高脾虚动物的免疫功能。

【注意事项】

①忌不易消化食物。

②感冒发热病人不宜服用。

③有高血压、心脏病、肝病、糖尿病、肾病等慢性病严重者应在医师指导下服用。

④吐泻严重者应及时去医院就诊。

⑤严格按用法与用量服用，本品不宜长期服用。

⑥服药 2 周症状无缓解，应去医院就诊。

⑦对本品过敏者禁用，过敏体质者慎用。

⑧本品性状发生改变时禁止使用。

复方丹参片

【药物组成】丹参、三七、冰片。

【功效主治】活血化瘀，理气止痛。用于气滞血瘀所致的胸痹，症见胸闷、心前区刺痛；冠心病心绞痛见上述证候者。

【剂型与规格】片剂，每片 0.25g。

【用法与用量】口服，1 次 3 片，1 日 3 次。

【药理作用】复方丹参片具有扩张冠状动脉，增加冠状动脉血流量，减慢心率，改善心肌缺氧之功效；可改善心脑血管急性症状和心电图缺血性的改变；可抑制血小板凝集，抑制血小板的释放反应，降低血黏度，降低血脂。

【注意事项】孕妇慎用。

复方瓜子金颗粒

【药物组成】瓜子金 90g，大青叶 210g，野菊花 120g，海金沙 150g，白花蛇舌草 150g，紫花地丁 120g。

【功效主治】利咽清热，散结止痛，祛痰止咳。用于风热引起的急性咽炎，痰热引起的慢性咽炎急性发作及其他上呼吸道感染。

【剂型与规格】颗粒剂，每袋装 10g，20g。

【用法与用量】开水冲服，1 次 20g，1 日 3 次。

【注意事项】

①忌烟酒、辛辣、鱼腥食物。

②不宜在服药期间同时服用温补性中药。

③孕妇慎用。

④脾虚大便溏者慎用。

⑤咽痛伴风寒感冒，症见恶寒发热，无汗，鼻流清涕者慎用。

⑥糖尿病患者禁服。

复方小活络丸

【药物组成】川乌（甘草银花制）、草乌（甘草银花制）、当归、川芎、白芍、地龙、乳香、没药、香附（醋制）、胆南星。

【功效主治】舒筋活络，散风止痛。用于风寒湿邪引起的风寒湿痹，肢节疼痛，麻木拘挛，半身不遂，步行艰难。

【剂型与规格】蜜丸，每丸3g。

【用法与用量】温黄酒或温开水送服，一次1~2丸，一日2次。

【注意事项】

①本品含乌头碱，应严格在医生指导下按规定剂量服用。不得任意增加服用量和服用时间。服药后如果出现唇舌发麻、头痛头晕、腹痛腹泻、心烦欲呕、呼吸困难等情况，应立即停药并到医院诊治。有文献报道饮酒能使乌头类药物易导致中毒。

②服用前应除去蜡皮、塑料球壳；本品可嚼服，也可分份吞服。

③孕妇忌服。

感冒清热颗粒

【药物组成】荆芥穗、薄荷、防风、柴胡、紫苏叶、葛根、桔梗、苦杏仁、白芷、苦地丁、芦根。

【功效主治】疏风散寒，解表清热。用于风寒感冒，头痛发热，恶寒身痛，鼻流清涕，咳嗽咽干。

【剂型与规格】颗粒剂，每袋装12g。

【用法与用量】开水冲服。1次1袋，1日2次。

【注意事项】

①忌烟、酒及辛辣、生冷、油腻食物。

②不宜在服药期间同时服用滋补性中药。

③有高血压、心脏病、肝病、糖尿病、肾病等慢性病严重者慎用。

④发热体温超过38.5℃的患者，应去医院就诊。

⑤服药3天症状无缓解，应去医院就诊。

⑥对本品过敏者禁用，过敏体质者慎用。

⑦本品性状发生改变时禁止使用。

葛根芩连微丸

【药物组成】葛根、黄芩、黄连、甘草。

【功效主治】解肌，清热，止泻；辛凉解表，利湿解毒。用于泄泻腹痛，便黄而黏，肛门灼热；也可用于风热感冒所致的发热恶风，头痛身痛等症。

【剂型与规格】微丸，每袋装1g。

【用法与用量】治疗泄泻：口服，成人1次3g；小儿1次1g，1日3次。治疗风热感冒：口服，成人1次3g；小儿3～7岁，1次1g；7～14岁，1次2g；1日3次。

【注意事项】

①泄泻腹部凉痛者忌服。

②高血压、心脏病、肾脏病、浮肿的患者，或正在接受其他治疗的患者慎用。

③本品治疗因滥用抗生素造成的菌群紊乱病人疗效欠佳。

④服药三天后症状未改善，或出现其他严重症状时，应去医院就诊。

⑤药品性状发生改变时禁止服用。

归 脾 丸

【药物组成】党参、白术（炒）、炙黄芪、茯苓、远志（制）、酸枣仁（炒）、龙眼肉、当归、木香、大枣（去核）、炙甘草。

【功效主治】益气健脾，养血安神。用于心脾两虚，气短心悸，失眠多梦，头昏头晕，肢倦乏力，食欲不振。

【剂型与规格】蜜丸，每8丸相当于原生药3g。

【用法与用量】用温开水或生姜汤送服。大蜜丸1次1丸，1日3次。

【注意事项】

①忌不易消化食物。

②感冒发热病人不宜服用。

③有高血压、心脏病、肝病、糖尿病、肾病等慢性病严重者慎用。

④服药4周症状无缓解，应去医院就诊。

⑤对本品过敏者禁用，过敏体质者慎用。

⑥本品性状发生改变时禁止使用。

桂附地黄丸

【药物组成】肉桂、附子（制）、熟地黄、山茱萸（制）、牡丹皮、山药、茯苓、泽泻。

【功效主治】温补肾阳。用于腰膝酸软，肢冷尿频。

【剂型与规格】小蜜丸，每瓶装120g。

【用法与用量】口服，小蜜丸1次9g，1日2次。

【注意事项】

①忌不易消化食物。

②治疗期间，宜节制房事。

③感冒发热病人不宜服用。

④阴虚内热者不适用。

⑤有高血压、心脏病、肝病、糖尿病、肾病等慢性病严重者慎用。

⑥严格按用法与用量服用，本品不宜长期服用。

⑦服药2周症状无缓解，应去医院就诊。

⑧对本品过敏者禁用，过敏体质者慎用。

⑨本品性状发生改变时禁止使用。

⑩孕妇忌服。

桂龙咳喘宁

【药物组成】桂枝、龙骨、白芍、牡蛎、黄连、法半夏、瓜蒌皮、苦杏仁（炒）、大枣、生姜、甘草（制）。

【功效主治】止咳化痰，降气平喘。用于风寒或痰湿阻肺引起的咳嗽、气喘、痰涎壅盛等症以及急、慢性支气管炎。

【剂型与规格】冲剂，每袋装6g。

【用法与用量】口服。1次1袋，1日3次。

【注意事项】

①服药期间忌烟、酒、猪肉及生冷食物。

②不宜在服药期间同时服用滋补性中药。

③支气管扩张、肺脓疡、肺心病、肺结核患者出现咳嗽时应去医院就诊。

④高血压、心脏病、肝病、糖尿病、肾病等慢性病严重者慎用。

⑤服药期间，若患者发热体温超过38.5℃，或出现喘促

气急者，或咳嗽加重、痰量明显增多者应去医院就诊。

⑥服药 3 天症状无缓解，应去医院就诊。

⑦对本品过敏者禁用，过敏体质者慎用。

⑧本品性状发生改变时禁止使用。

荷 叶 丸

【药物组成】荷叶、藕节、大蓟（炭）、小蓟（炭）、知母、黄芩（炭）、地黄（炭）、棕榈（炭）、栀子（焦）、白茅根（炭）、玄参、白芍、当归、香墨。

【功效主治】凉血止血。用于血热所致的咯血、衄血、尿血、便血、崩漏。

【剂型与规格】丸剂，每丸9g。

【用法与用量】口服。1 次 1 丸，1 日 2 ~ 3 次。

【注意事项】

①出血性疾病首先应明确导致出血的原因。对于大量咳血，必须首先止血。

②本药适合于热邪损伤血脉导致的出血性疾病，对于阴虚导致的出血并非适宜。

黑 豆 馏 油

【药物组成】黑豆油、桉油、氧化锌、冰片。

【功效主治】消炎，收敛，止痒。用于神经性皮炎，慢性湿疹。

【药理作用】有止痒、消炎、收敛、防腐作用。低浓度（3% ~ 5%）具有促使角质新生的作用；20% ~ 30%浓度促使角质剥脱。

【剂型与规格】膏剂，每支装12g。

【用法与用量】外用，取适量涂抹于患处，一日 1 ~ 2 次。

【注意事项】

①本品为外用药，不得接触眼及黏膜部，涂药部位应避免日光照射。

②对本品过敏者禁用。

③皮肤有破溃、糜烂流水或化脓者不得使用；不宜长时间、大面积使用。

④本品有特殊气味（油烟味）和颜色（灰黑色），易污染衣、被，使用时应予注意。

⑤连续使用一周后，皮损无变化，应向医师咨询。

⑥涂药部位出现灼热感、瘙痒、红肿等应停止使用，洗净，必要时向医师咨询。

⑦涂用本品时，不宜同时使用有光敏作用的药物。

⑧偶见刺激反应，或光照致敏反应。

琥珀抱龙丸

【药物组成】琥珀、朱砂、天竺黄、胆南星、檀香、枳壳（炒）、茯苓、枳实（炒）、红参、山药（炒）、甘草。

【功效主治】清热化痰，镇静安神。用于饮食内伤所致的痰食型急惊风，症见发热抽搐、烦躁不安、痰喘气急、惊痫不安。

【剂型与规格】水丸，每100丸20g。

【用法与用量】口服，1次1.8g（9丸），1日2次；婴儿一次0.6g（3丸），化服。

【注意事项】慢惊及久病、气虚者忌服。

琥珀化痰镇惊丸

【药物组成】琥珀、麝香、雄黄、僵蚕、川贝母、沉香、茯苓、天竺黄、胆南星、枳壳、朱砂、甘草。

【功效主治】清热化痰，镇惊安神。用于内热痰盛，惊风抽搐，咳嗽气短，烦躁不安。

【剂型与规格】蜜丸，每丸4.5g。

【用法与用量】口服。1次1丸，3岁以下小儿酌减。

化积口服液

【药物组成】茯苓（去皮）、鸡内金（炒）、莪术（醋制）、红花。

【功效主治】消积治疳。用于小儿疳气型疳积，腹胀腹痛，面黄肌瘦，消化不良。

【剂型与规格】口服液，每支10ml。

【用法与用量】口服，1岁以内幼儿，1次5ml；1～5岁儿童，1次10ml；1日2次；5岁以上儿童，1次10ml，1日3次；或遵医嘱。

【药理作用】

①麻痹和杀灭体外猪蛔虫：用4%化积口服液置入蛔虫培养液，92.9%的猪蛔虫被麻痹或杀灭。

②促进胃液分泌：本药可增加胃总酸的排出量，并能提高胃蛋白酶的活性。

③能促进活体肠蠕动，提高离体十二指肠的张力。

【临床应用】

①小儿厌食症。

②小儿营养不良。

③消化功能紊乱：腹胀腹痛，食欲不振，大便不消化。

【注意事项】应用本药治疗，一般需5～15天，才能判断有无疗效。

槐杞黄颗粒

【药物组成】槐耳菌质、枸杞子、黄精、蔗糖、淀粉、矫味剂。

【功效主治】益气养阴。适用于气阴两虚引起的儿童体质虚弱，反复感冒或老年人病后体虚，头晕，头昏，神疲乏力，口干气短，心悸，易出汗，食欲不振，大便秘结。

【剂型与规格】颗粒剂，每袋装 10g。

【用法与用量】开水冲服。成人每次 1～2 袋，1 日 2 次；儿童：1～3 周岁 1 次半袋，1 日 2 次，3～12 周岁 1 次 1 袋，1 日 2 次。

【不良反应】偶见轻微腹泻。

【注意事项】

①忌辛辣、生冷、油腻食物。

②感冒发热病人不宜服用。

③本品宜饭前服用。

④高血压、心脏病、肝病、肾病等慢性病患者慎用。

⑤服药 2 周症状无缓解，应去医院就诊。

⑥孕妇慎服。

⑦对本品过敏者禁用，过敏体质者慎用。

⑧本品性状发生改变时禁止使用。

黄 葵 胶 囊

【功效主治】用于清利湿热，解毒消肿。用于慢性肾炎属湿热证，症见：浮肿、腰痛，蛋白尿、血尿、舌苔黄腻等。

【剂型与规格】胶囊剂，每粒装 0.5g。

【用法与用量】口服，1 次 5 粒，1 日 3 次；8 周为一疗程。

【注意事项】本品宜饭后服用。

【不良反应】个别患者用药后出现上腹部胀满不适。

【禁忌证】孕妇忌服。

黄芪生脉饮

【药物组成】黄芪、党参、麦冬、五味子、南五味子。

【功效主治】益气养阴，强心补肺。主治心悸气短，动则加重，胸闷喘促，自汗，神疲乏力，舌质淡有齿痕，脉结代等气阴两虚之证。本品临床主要用于治疗冠心病、风心病、心肌病等属气阴两虚型。

【剂型与规格】口服液，每支装 10ml；无糖型每支装 10ml。

【用法与用量】口服，一次 10ml，1 日 3 次。

黄栀花口服液

【药物组成】黄芩、金银花、大黄、栀子。

【功效主治】清肺泻热。用于小儿外感热证，症见：发热、头痛、咽赤肿痛、心烦、口渴、大便干结、小便短赤。

【剂型与规格】口服液，每支装 10ml。

【用法与用量】饭后服，2 岁半～3 岁 1 次 5ml，4～6 岁 1 次 10ml，7～10 岁 1 次 15ml，11 岁以上 1 次 20ml，1 日 2 次。疗程 3 天。

【不良反应】个别患者出现恶心、呕吐。

【注意事项】

①忌食辛辣生冷油腻食物。

②风寒感冒者不适用，表现为恶寒发热，无汗，咽痒咳嗽，咽不红肿。

③按照用法与用量服用，用药 3 天症状无改善或服药期间症状加重者，应及时就医。

④本品含大黄，素体脾胃虚寒、脾胃虚弱及大便次数多者慎用。

⑤对本品过敏者禁用，过敏体质者慎用。

⑥本品性状发生改变时禁止使用。

活血通脉片

【药物组成】鸡血藤 50g，桃仁 10g，丹参 50g，赤芍 25g，红花 20g，降香 20g，郁金 25g，三七 50g，川芎 15g，陈皮 50g，木香 20g，石菖蒲 25g，枸杞子 50g，黄精（酒制）100g，人参 25g，麦冬 50g，冰片 5g。

【功效主治】活血通脉，强心镇痛。用于冠状动脉硬化引起的心绞痛，胸闷气短，心气不足，瘀血作痛。

【用法与用量】口服，1 次 5 片，1 日 3～4 次，糖衣片 1 次 8 片，1 日 3～4 次。

【注意事项】孕妇慎服。

藿香正气口服液

【药物组成】苍术、陈皮、厚朴（姜制）、白芷、茯苓、大腹皮、生半夏、甘草浸膏、广藿香油、紫苏叶油。辅料为干姜、乙醇。

【功效主治】解表化湿，理气和中。用于外感风寒、内伤湿滞或夏伤暑湿所致的感冒，症见头痛昏重、胸膈痞闷、脘腹胀痛、呕吐泄泻；胃肠型感冒见上述证候者。

【剂型与规格】口服液，每支装 10ml。

【用法与用量】口服。一次 5～10ml，一日 2 次，用时摇匀。

【药理作用】本品主要有止吐，镇痛、解痉，增强细胞免疫功能和抑菌作用。

①镇吐：药理实验证明，藿香正气水有镇吐作用。

②镇痛：藿香正气水对醋酸刺激性疼痛反应（扭体法）有明显镇痛作用。

③解痉：藿香正气丸（水）对兔离体十二指肠有明显的抑制作用，并能对抗拟胆碱药所引起的肠痉挛；对拟胆碱药引起的狗及兔在体肠痉挛有明显的抑制作用。能对抗水杨酸毒扁豆碱引起的肠痉挛，其效果与阿托品对肠痉挛的作用相似。对离体肠平滑肌的自发活动有抑制作用，又能对抗氯化钡引起的肠痉挛，故对肠管平滑肌尚有直接抑制作用。藿香正气水对离体豚鼠、兔十二指肠的自动收缩及对组胺、乙酰胆碱、氯化钡所致的回肠收缩均有良好的解痉作用，并可对抗垂体后叶素引起的小鼠子宫收缩。

④增强细胞免疫功能：用硫酸镁致腹泻的小鼠，经用藿香正气丸治疗，其外周血淋巴细胞渗入 $3H - TdR$（氚标的胸腺嘧啶核苷）指数增高，而对照组比正常组（不致泻）低，给药组则接近正常组水平。揭示藿香正气丸能提高小鼠免疫功能，并能促进受损伤的肠段修复。

⑤抗菌：藿香正气水对藤黄八叠球菌等 8 种细菌均有抗菌作用，尤其对藤黄八叠球菌、金黄色葡萄球菌作用较强。并对甲、乙型副伤寒杆菌、红色毛癣菌、石膏样毛癣菌、絮状光皮癣菌、大脑状毛癣菌、石膏样小孢子菌、白色念珠菌、新生隐球菌及皮尖芽生菌均有较强的抑制作用。

【注意事项】

①忌烟、酒及辛辣、生冷、油腻食物，饮食宜清淡。

②不宜在服药期间同时服用滋补性中药。

③有高血压、心脏病、肝病、糖尿病、肾病等慢性病严重者慎用。

④吐泻严重者应及时去医院就诊。

⑤本品含乙醇（酒精）40%～50%，服药后不得驾驶机、车、船、高空作业、机械作业及操作精密仪器。

⑥严格按用法与用量服用，本品不宜长期服用。

⑦服药3天症状无缓解，应去医院就诊。

⑧对本品及酒精过敏者禁用，过敏体质者慎用。

⑨本品性状发生改变时禁止使用。

【不良反应】有报道，有部分患者服用藿香正气口服液致荨麻疹样药疹、上消化道出血、过敏性紫癜以及低血糖。

济生肾气丸

【药物组成】车前子、茯苓、附子、牡丹皮、牛膝、肉桂、山药、山茱萸、熟地黄、泽泻。

【功效主治】温肾化气，利水消肿。用于肾虚水肿，腰膝酸重，小便不利，痰饮喘咳。

【剂型与规格】小蜜丸，每瓶装60g。

【用法与用量】口服，小蜜丸一次9g，一日2～3次。

加味保和丸

【药物组成】陈皮、白术（麸炒）、枳壳（麸炒）、枳实、厚朴（姜制）、六神曲（麸炒）、麦芽（炒）、山楂（炒）、香附（醋制）、茯苓、法半夏。

【功效主治】健胃消食。用于饮食积滞，消化不良。

【剂型与规格】水丸，每100粒6g。

【用法与用量】口服，1次6g，1日2次。

【注意事项】

①忌食生冷食物。

②孕妇慎服。

③服药三天后症状无改善，应去医院就诊。

④对加味保和丸过敏者禁用，过敏体质者慎用。

⑤加味保和丸性状发生改变时禁止使用。

健 儿 散

【药物组成】淮山药、明党参、薏苡仁、麦芽等。

【功效主治】健脾、消食、和胃。用于治疗儿童的厌食，消瘦，消化不良等。

【剂型与规格】散剂，每袋装80g。

【用法与用量】口服，年长儿，1次5.5g，1日2次；学龄前儿童，1次2.75g，1日3次；3岁以下，1次0.75g，1日2次。

【药理作用】

①薏苡仁的热水提取物中含中性多糖葡聚糖混合物及酸性多糖，二者均具有补体活性，因而推测薏苡仁可能对机体免疫系统有一定影响。临床药理发现本药有解热、镇痛、镇静作用。

②明党参煎液有类似人参的作用。

③山药、麦芽有促进消化的作用。

【临床应用】

①消化不良。

②小儿厌食症。

③营养不良。

【注意事项】本药性质平和，无特殊禁忌，适用于体质虚弱的病人。

健 儿 糖 浆

【药物组成】萝藦、爵床等。

【功效主治】补气益精，消疳化积。用于小儿疳积。用于婴幼儿及儿童因脾胃虚弱或哺乳不多，饮食不节所致的厌食、偏食、急慢性腹泻、腹痛、食积腹胀、消化不良等。

【剂型与规格】糖浆剂，每支装 10ml。

【用法与用量】口服。1 岁以下 1 次 5ml，1 ~ 2 岁 1 次 8ml，3 ~ 5 岁 1 次 10ml，1 日 3 次。10 天为一疗程。

【注意事项】

①忌食生冷油腻及不易消化食品。

②感冒时不宜服用。

③长期厌食，体弱消瘦者，慎用。

④对本品过敏者禁用，过敏体质者慎用。

⑤药品性状发生改变时禁止服用。

⑥糖尿病患儿禁服。

健儿消食口服液

【药物组成】黄芪（制）、白术（麸炒）、麦冬、陈皮、莱菔子（炒）、山楂（炒）、黄芩。辅料为蜂蜜。

【功效主治】健脾益胃，理气消食。用于小儿饮食不节损伤脾胃引起的纳呆食少，脘胀腹满，手足心热，自汗乏力，大便不调，以至厌食、恶食。

【剂型与规格】口服液，每支装 10ml。

【用法与用量】口服，3 岁以内 1 次 5 ~ 10ml，3 岁以上 1 次 10 ~ 20ml；一日 2 次，用时摇匀。

【药理作用】

①补气健脾：方中黄芪补气升阳益卫固表，可用于气虚体弱，肌表不固之自汗盗汗，脾气虚弱所致食少便溏或泄泻，与白术同用，疗效更佳。药理实验证明：可提高机体免疫机制，增强体质，预防感冒。

②消积化食：方中陈皮为中药中开胸理气要药；山楂，消

一切饮食积滞，尤善消肉食油腻之积；莱菔子（炒）下气除胀，均属开胃消食良药。药理实验证明：有促进消化液分泌，增强酶的活力，增进食欲之功效。

【临床应用】

①厌食：因脾虚胃弱，运化失调所致，症见精神倦怠，疲倦无力，面色萎黄，食欲下降，嗳气酸馊，肚腹胀满，大便不调，舌淡苔白腻，脉细无力。

②泻泄：因脾胃虚弱，运化失司所致，症见大便稀溏，食后作泻，色淡无味，面色萎黄，肌肉消瘦，神情疲倦，食少纳呆，舌淡嫩苔薄白，脉滑。

③食积：因消化功能紊乱所致，症见纳呆食少，面色少华，神疲乏力，脘腹作胀，恶心呕吐，形体偏瘦，体弱多汗，大便不调，舌淡红苔薄白，脉细无力。

【注意事项】

①本品为脾虚食欲不振者而设，胃热实证厌食者忌用。

②服药期间忌食油腻厚味等不消化食品。

③减少巧克力等零食以及含糖饮料的摄入，防止由此加重病情。

④适当增加患儿活动量，有助于增加食欲。

⑤伴感冒发热，表证未解者慎用。

⑥对本品过敏者禁用，过敏体质者慎用。

健脾生血颗粒

【药物组成】党参、茯苓、白术（炒）、甘草、黄芪、山药、鸡内金（炒）、龟甲（醋制）、麦冬、南五味子（醋制）、龙骨、牡蛎（煅）、大枣、硫酸亚铁（$FeSO_4 \cdot 7H_2O$）。辅料为蔗糖、维生素 C、枸橼酸、β – 环糊精。

【功效主治】健脾和胃，养血安神。用于小儿脾胃虚弱及心脾两虚型缺铁性贫血；成人气血两虚型缺铁性贫血，症见面色萎黄或无华，食少纳呆，腹胀脘闷，大便不调，烦躁多汗，倦怠乏力。

【剂型与规格】颗粒剂，每袋装5g。

【用法与用量】口服：饭后用开水冲服：1岁以内1次2.5g（半袋）；1～3岁1次5g（1袋）；3～5岁1次7.5g（1.5袋）；5～12岁1次10g（2袋）；成人1次15g（3袋）；1日3次或遵医嘱。四周为一疗程。

【药理作用】健脾生血冲剂能提高患儿血红蛋白、血清铁；降低红细胞原卟啉；保证硫酸亚铁的疗效。

【临床应用】观察健脾生血颗粒治疗婴幼儿缺铁性贫血的疗效。方法：将诊断为轻、中度缺铁性贫血的门诊患儿200例随机分为治疗组和对照组各100例，治疗组口服健脾生血颗粒，对照组口服硫酸亚铁及维生素C。结果：两组比较，治疗组依从性更好（$P < 0.01$）；轻度贫血组、中度贫血组与对照组总有效率比较差异均有统计学意义（$P < 0.05$）。结论：健脾生血颗粒治疗婴幼儿缺铁性贫血有较高的治疗价值。

【合理配伍】本品与磷酸盐类、四环素类及鞣酸等同服，可妨碍铁的吸收。

【不良反应】

①服药期间，部分患儿可出现牙齿颜色变黑，停药后可逐渐消失。

②可排黑便，因铁与肠内硫化氢结合生成黑色硫化铁，从而使大便变黑，患者无须顾虑。

③可见上腹疼痛、便秘。

④少数患儿服药后，可见短暂性食欲下降、恶心、呕吐、轻度腹泻，多可自行缓解。

【注意事项】

①非缺铁性贫血（如地中海贫血）患者禁用。

②感冒病人不宜服用。

③本品宜饭后服用，勿与含鞣酸类药物合用。

健脾消积口服液

【药物组成】水红花子、山楂、鸡内金、六神曲、陈皮、槟榔、白术、白扁豆、大枣。

【功效主治】健脾燥湿，益气消积。用于小儿积滞，厌食，疳证等属脾虚夹有食积者，症见纳呆厌食、肌瘦等。

【剂型与规格】口服液，每支装 10ml。

【用法与用量】口服，一岁以下 1 次 5ml；1~5 岁 1 次 10ml，1 日 2~3 次；5 岁以上 1 次 10ml，1 日 3~4 次。

【注意事项】本品含槟榔，不宜久服。

健脾消食口服液

【药物组成】黄芪、白术（麸炒）、陈皮、麦冬、黄芩、山楂（炒）、莱菔子（炒）。辅料为：蜂蜜，防腐剂为山梨酸。

【功效主治】健脾益胃，理气消食。用于小儿饮食不节，损伤脾胃引起的纳呆食少，脘胀腹满，手足心热，自汗乏力，大便不调，以至厌食、恶食。

【用法与用量】口服。3 岁以内 1 次 0.5~1 支，3 岁以上 1 次 1~2 支；1 日 2 次。用时摇匀。

【注意事项】

①患儿平时应少吃巧克力及带颜色的饮料和油腻厚味等不易消化的食品。

②过敏体质者慎用。

③药品性状发生改变时禁止服用。

健脾消食丸

【药物组成】白术、枳实、木香、草豆蔻、鸡内金、焦槟榔、荸荠粉。

【功效主治】健脾，消食，化积。用于小儿脾胃不健引起的乳食停滞，脘腹胀满食欲不振，面黄肌瘦，大便不调。

【剂型与规格】大蜜丸，每丸3g。

【用法与用量】口服。周岁以内小儿1次1/2丸，1岁小儿每次1丸，2～4岁小儿1次1丸半，4岁以上儿童1次2丸，1日2次，温开水送服。

【药理作用】利用给予大黄、喂饲精炼猪油与圆白菜致动物脾虚，进行体液免疫、肠蠕动、胃排空、胃液分析等实验。结果：健脾消食丸可以有效地提高大黄所致脾虚小鼠的免疫力，加快胃、肠道的运动速度，提高墨汁在小肠中的推进速度及胃排空的速度，减少胃中甲基橙的残留率；对于喂饲大油及圆白菜所致饮食失节的脾胃损伤大鼠，本药可有效地促进动物体重的增长，增加胃液中总酸度及胃蛋白酶的活性。结论：健脾消食丸具有明显的改善胃肠道功能的作用。

解肌宁嗽丸

【药物组成】紫苏叶48g，前胡80g，葛根80g，苦杏仁80g，桔梗80g，半夏（制）80g，陈皮80g，浙贝母80g，天花粉80g，枳壳80g，茯苓64g，木香24g，玄参80g，甘草64g。

【功效主治】解表宣肺，止咳化痰。用于小儿感冒发热，咳嗽痰多。

【剂型与规格】大蜜丸，每丸3g。

【用法与用量】口服，小儿周岁1次半丸，2～3岁1次1丸，1日2次。

金　果　饮

【药物组成】地黄、玄参、西青果、蝉蜕、麦冬、胖大海、南沙参、太子参、陈皮、薄荷油。

【功效主治】养阴生津，清热利咽，润肺开音。用于急慢性咽喉炎。

【剂型与规格】口服液，每支装15ml。

【用法与用量】口服，1次15ml，1日3次。

【注意事项】

①忌辛辣、鱼腥食物。

②凡病因为外感风热引起的咽喉痛及声嘶者慎用。

③不宜在服药期间同时服用温补性中成药。

④服药七天后症状无改善，或出现咽喉痛及声嘶加重或其他症状，应去医院就诊。

⑤药品性状发生改变时禁止服用。

金匮肾气丸

【药物组成】地黄、茯苓、山药、山茱萸（酒制）、牡丹皮、泽泻、桂枝、牛膝（去头）、车前子（盐制）、附子（制）。

【功效主治】温补肾阳，化气行水。用于肾虚水肿，腰膝酸软，小便不利，畏寒肢冷。

【用法与用量】口服，水蜜丸一次4~5g（20~25粒），大蜜丸一次1丸，一日2次。

【药理作用】具有抗衰老，增强免疫力，改善脂代谢、糖代谢，增强神经－体液调解，改善垂体－肾上腺皮质功能等作用。

【注意事项】孕妇忌服；忌食生冷食物。

金莲清热冲剂

【药物组成】金莲叶、大青叶、生石膏、知母、生地黄、玄参、苦杏仁（炒）。

【功效主治】清热解毒，利咽生津，止咳祛痰。用于外感热证。症见发热，口渴，咽干，咽痛，咳嗽，痰稠及流行性感冒、上呼吸道感染见有上述证候者。

【用法与用量】口服，成人1次5g，一日4次，高烧时每4小时服1次；小儿1岁以下每次2.5g，1日3次，高烧时1日4次；1～15岁1次2.5～5g，1日4次，高烧时每4小时1次，或遵医嘱。

【药理作用】本品进行了抗炎、解热、祛痰、止咳、抑菌、抗病毒及免疫功能等项研究，结果证实，本药具有抑制细菌和病毒；抗炎、解热、止咳、祛痰等作用，还可增强巨噬细胞吞噬功能和增强体液免疫功能。

【注意事项】
①忌烟、酒及辛辣、生冷、油腻食物。
②不宜在服药期间同时服用滋补性中药。
③发高烧体温超过38.5℃的患者，请上医院就诊。
④脾胃虚寒泄泻者慎服。
⑤高血压、心脏病、肝病、糖尿病、肾病等慢性病严重者慎用。
⑥对本品过敏者禁用，过敏体质者慎用。
⑦本品性状发生改变时禁止使用。

金莲清热泡腾片

【药物组成】金莲花、大青叶、石膏、知母、地黄、玄参、苦杏仁（炒）。

【功效主治】清热解毒，利咽生津，止咳祛痰。主治外感热证。症见高热，口渴，咽干，咽痛，咳嗽，痰稠，也可适用于流行性感冒，上呼吸道感染见有上述证候者。

【用法与用量】加水适量，泡腾溶解后口服，成人1次2片，1日4次。高烧时每4小时服一次。小儿1岁以下1次1片，1日3次；1～15岁1次1～2片，1日4次。高烧时每4小时一次。

【注意事项】虚寒泄泻者不宜服用。

金 银 花 露

【药物组成】金银花。

【功效主治】清热解毒，消暑。用于暑热烦渴，咽喉肿毒，热毒疮疖，小儿痱毒。

【剂型与规格】露剂，每瓶装500ml（含量相当于金银花31.25g）。

【用法与用量】口服，1次60～120ml，1日2～3次，或不拘时，代茶饮用。<7岁，儿童每次30～60ml，1日2～3次。视病情可超量服用。

【药理作用】主要有抗菌、抗病毒、解热作用。

①抗菌：体外实验表明，金银花对金黄色葡萄球菌、溶血性链球菌、痢疾杆菌、伤寒杆菌、副伤寒杆菌、大肠埃希菌有一定抑制作用。小鼠实验证明，金银花注射液腹腔注射能使LD_{90}的铜绿甲单胞菌内毒素的小鼠存活半数以上。静脉注射金银花蒸馏液，对铜绿甲单胞菌内毒素中毒的家兔有治疗作用。

②抗病毒：金银花对流感病毒、埃可病毒和疱疹病毒均有抑制作用。

③解热和抗炎作用。

④其他作用：金银花能促进白细胞的吞噬作用；给动物灌

服有降低血清胆固醇含量，减少肠内对胆固醇的吸收作用。

【临床应用】用于防治小儿感冒、呼吸道感染、小儿痱毒、急性咽炎以及夏季皮炎、疖痈、中暑等。有报告，治疗肿瘤放疗、化疗口干症有良效。内热甚者服之可预防痱子、疖痈及热疮的发生。

【注意事项】

①服药时饮食宜清淡。

②服用本药时，不宜同时服滋补性中成药。

③服用三天后，症状无改善，或出现其他严重症状时应停药，并去医院就诊。

④对本品过敏者禁用，过敏体质者慎用。

⑤本品性状发生改变时禁止使用。

金振口服液

【药物组成】羚羊角、平贝母、大黄、黄芩、青礞石、生石膏、人工牛黄、甘草。

【功效主治】清热解毒，祛痰止咳。用于小儿急性支气管炎属痰热咳嗽者，表现为发热、咳嗽、咳吐黄痰、咳吐不爽、舌质红、苔黄腻等。

【剂型与规格】口服液，每支装 10ml。

【用法与用量】口服：6 个月 ~ 1 岁，一次 5ml，一日 3次；2 ~ 3 岁一次 10ml，一日 2 次；4 ~ 7 岁，一次 10ml，一日 3 次；8 ~ 14 岁一次 15ml，一日 3 次。疗程 5 ~ 7 天，或遵医嘱。

【药理作用】

①解热作用：可显著降低大鼠注射致热原二硝基酚后体温升高程度，且在 30 分钟后体温即显著下降。

②抗炎作用：可显著降低大鼠注射致炎剂鸡蛋清后足跖肿

胀程度。

③镇咳作用：可显著延长小鼠在雾化氨水刺激下所引发咳嗽的潜伏。

④化痰作用：可显著增加大鼠单位时间内排痰量。主要通过增加气管腺体组织分泌，使痰液黏度下降容易排出以及促进离体气管纤毛运动而起到化痰作用。

⑤抗菌、抗病毒作用：本品中药物经体外实验证明，对肺炎双球菌、金黄色葡萄球菌、溶血性链球菌、卡他球菌、伤寒杆菌、大肠杆菌、流感病毒 PR3 株型、柯萨奇病毒、呼吸道合胞病毒、SARS 病毒等有较好的抑制、杀灭作用。

⑥松弛气管、支气管平滑肌作用。

⑦镇静、抗惊厥作用。

【临床应用】支气管炎、支气管肺炎、百日咳、上呼吸道感染、支气管扩张等以痰热咳嗽为主症者。

【合理配伍】

①与四环素族、异烟肼配伍就会形成络合物，降低溶解度，影响吸收；与洋地黄配伍会增强毒性；与磷酸盐（磷酸氯化喹啉、磷酸可待因等）、硫酸盐（硫酸亚铁、硫酸甲苯磺丁脲等）配合使用，会产生沉淀，使疗效降低。

②与降血糖药合用会产生拮抗作用；与氢氯噻嗪合用易导致低血钾；与水杨酸制剂合用易导致消化性溃疡。

【注意事项】风寒咳嗽或体虚久咳者忌服。

【不良反应】偶见用药后便溏，停药后即可复常。

静灵口服液

【药物组成】熟地黄、山药、茯苓、牡丹皮、泽泻、远志、龙骨、女贞子、黄柏、知母（盐）、五味子、石菖蒲。

【功效主治】滋阴潜阳，宁神益智。用于儿童多动症，见有注意力涣散，多动多语，冲动任性，学习困难，舌质红，脉细数等肾阴不足，肝阳偏旺者。

【剂型与规格】口服液，每支装 10ml。

【用法与用量】口服，3～5 岁，一次半瓶，一日 2 次；6～14 岁，一次 1 瓶，一日 2 次；14 岁以上，一次 1 瓶，一日 3 次。

【药理作用】

①该药有显著的抗兴奋和抑制多动作用。

②有明显的强化记忆作用。

③有增进智能作用。

【临床应用】

①曾对 527 例患儿进行临床疗效观察，服药至少 1～2 个月以上，取得有效率 92.8% 的效果，部分患儿经治疗后学习成绩有所提高。

②临床研究结果：Ⅱ期临床研究表明：采用以静灵口服液为对照药的多中心、随机、双盲平行对照试验，通过对 240 例临床病例的观察，治疗组与对照组对多动不宁、神思涣散、多言多语、性急易怒、手足心热、口干咽燥等阴虚阳亢证症状均有明显改善，其中对性急易怒、手足心热的疗效，试验组优于对照组；对注意缺陷与多动障碍的疗效：试验组总有效率 86.84%；对照组 73.28%，试验组优于对照组。

【合理配伍】组方选药上，使用的几味中药有滋肾益阴，平肝潜阳，宁神健脑益智的作用。

【注意事项】

①忌辛辣刺激食物。

②外感发烧暂停服用，表证愈后可继服。

③服药期间最好不吃萝卜，以免影响药效的发挥。

④在半年内应忌饮各种酒类饮料等。

九味双解口服液

【药物组成】柴胡、大黄（熟）、青蒿、大青叶、金银花、蒲公英、黄芩（酒制）、草果（去皮、姜制）、重楼。

【功效主治】解表清热、泻火解毒。用于风热感冒，症见：发热，或恶风，头痛，鼻塞，咳嗽，流涕，咽痛或红肿，口渴，或伴溲赤，便干等。

【剂型与规格】口服液，每支装 10ml。

【用法与用量】口服，1 次 20ml，1 日 3 次。

【注意事项】孕妇慎用。

开喉剑喷雾剂（儿童型）

【药物组成】八爪金龙、山豆根、蝉蜕、薄荷脑。

【功效主治】中医：清热解毒，消肿止痛。用于急、慢性咽喉炎，扁桃体炎，咽喉肿痛，口腔炎，牙龈肿痛。

【剂型与规格】喷雾剂，每瓶装 10ml。

【用法与用量】喷患处，每次适量，一日数次。

抗病毒口服液

【药物组成】板蓝根、石膏、芦根、生地黄、郁金、知母、石菖蒲、广藿香、连翘。辅料为蜂蜜、蔗糖、羟苯甲酯、羟苯乙酯。

【功效主治】清热祛湿，凉血解毒。用于风热感冒、流感。

【剂型与规格】口服液，每支 10ml。

【用法与用量】口服，1 次 10ml，1 日 2~3 次（早饭前和午、晚饭后各服一次）。

【注意事项】

①孕妇、哺乳期妇女禁用。

②忌烟、酒及辛辣、生冷、油腻食物。

③不宜在服药期间同时服用滋补性中药。

④适用于风热感冒症见：发热，微恶风，有汗，口渴，鼻流浊涕，咽喉肿痛，咳吐黄痰。

⑤发高烧体温超过 38.5℃的患者，请上医院就诊。

⑥脾胃虚寒泄泻者慎服。

⑦高血压、心脏病、肝病、糖尿病、肾病等慢性病严重者慎用。

⑧本品不宜长期服用。

⑨对本品过敏者禁用，过敏体质者慎用。

⑩药品性状发生改变时禁止服用。

抗腮腺炎注射液

【功效主治】清热解毒，通络。用于流行性腮腺炎，内热外感引起的小儿感冒、发热及伴有风疹、疱疹的小儿感冒。

【剂型与规格】注射液，每支装 2ml。

【用法与用量】肌内注射，1 次 2ml，1 日 1～2 次。

口腔炎喷雾剂

【药物组成】蒲公英、忍冬藤、皂角刺、蜂房。

【功效主治】清热解毒，消炎止痛。用于治疗口腔炎，口腔溃疡，咽喉炎等。

【剂型与规格】喷雾剂，每瓶 20ml。

【用法与用量】口腔喷雾用。一次向口腔挤喷药液适量，1 日 3～4 次，小儿酌减。

蓝芩口服液

【药物组成】板蓝根、黄芩、栀子、黄柏、胖大海。辅料为蔗糖、苯甲酸钠、聚山梨酯 80。

【功效主治】清热解毒，利咽消肿。用于急性咽炎、肺胃实热证所致的咽痛、咽干、咽部灼热。

【用法与用量】口服，1 次 20ml，1 日 3 次。

【不良反应】个别患者服药后出现轻度腹泻，一般可自行缓解。

【注意事项】

①忌烟酒、辛辣、鱼腥食物。

②不宜在服药期间同时服用温补性中药。

③孕妇慎用。

④糖尿病患者慎用。

⑤脾虚大便溏者慎用。

雷公藤多苷片

【功效主治】祛风解毒、除湿消肿、舒筋通络。有抗炎及抑制细胞免疫和体液免疫等作用。用于风湿热郁，毒邪阻滞所致的类风湿性关节炎，肾病综合征，白塞氏三联症，麻风反应，自身免疫性肝炎等。

【用法与用量】口服，按体重每 1kg 每日 1~1.5mg，分三次饭后服用，或遵医嘱。

【药理毒理】本品具有较强的抗炎及免疫抑制作用。在抗炎作用方面，它能拮抗和抑制炎症介质的释放、实验性炎症及关节炎的反应程度。在抑制免疫作用方面，它能抑制体液免疫和细胞免疫反应。

【注意事项】

①服药期间可引起月经紊乱，精子活力及数目减少，白细胞和血小板减少，停药后可恢复。

②有严重心血管病和老年患者慎用。

③孕妇忌用。

【不良反应】主要为胃肠反应，一般可耐受。

良　附　丸

【药物组成】高良姜，香附（醋制）。

【功效主治】温胃理气。用于寒凝气滞，脘痛吐酸，胸腹胀满。

【剂型与规格】水丸，每100粒6g。

【用法与用量】口服，1次3~6g，1日2次。

【药理作用】经研究证明，高良姜主含挥发油，油中主要成分为蒎烯、高良姜酚及多种黄酮类成分，具有抑菌作用。香附主含挥发油，油中主要成分为香附烯及 α - 香附醇、β - 香附醇，具有镇痛、抑制子宫收缩及抑菌等作用。故能治疗寒凝肝气郁滞的慢性胃炎、胃及十二指肠溃疡、慢性肝炎等疾病。

【注意事项】

①饮食宜清淡，忌酒及辛辣、生冷、油腻食物。

②忌愤怒、忧郁，保持心情舒畅。

③胃部灼痛，口苦便秘之胃热者不适用。

④有高血压、心脏病、肝病、糖尿病、肾病等慢性病严重者慎用。

⑤胃痛严重者，应及时去医院就诊。

⑥本品不宜长期服用。

⑦对本品过敏者禁用，过敏体质者慎用。

⑧本品性状发生改变时禁止使用。

羚羊角注射液

【药物组成】羚羊角水解液制成的灭菌水溶液。

【功效主治】平肝息风，清热镇惊，解毒。用于高热神昏，惊痫抽搐，以及流行性感冒，上呼吸道感染，扁桃体炎，麻疹，小儿肺炎及原因不明的高热等。

【剂型与规格】注射液，每支装 2ml。

【用法与用量】肌内注射，一次 2~4ml，一日 2 次，小儿酌减。

【药理作用】

①镇静抗惊厥作用：实验证明羚羊角对中枢神经兴奋药咖啡因引起的惊厥有对抗作用，能降低惊厥率，增高恢复率，但对士的宁引起的惊厥无对抗作用。又据《羚羊角的药理学研究》、《羚羊角、黄羊角解热作用及抗惊厥作用的比较》等实验报道证实羚羊角有镇静抗惊厥作用。

②清热解毒作用：实验得出用菌苗引起的发热与病原体入侵肌体时的发热是同样的机理，都是细菌和内毒素使体温调节中枢的机能发生紊乱的原因，这和中医应用羚羊角治疗某些发热病有相同之处，故选用菌苗静脉注射使家兔发热，进行了解热作用的研究，证明羚羊角能选择降低体温中枢的病态兴奋性，有解热作用。又据资料《羚羊角、黄羊角解热作用及抗惊厥作用的比较》、《水解法制备羚羊角注射液》、《中药大辞典》、《中药研究文献摘要》报道，说明羚羊角有清热解毒作用。

③抗痉挛作用：据《本草纲目》记载"肝主风，在合为筋，其发病也，小儿惊痫，大人中风搐搦，及筋脉挛急，历节掣痛，而羚羊角能舒之"，又据资料《黄羊角、山羊角、绵羊角、鹅喉羚羊角与羚羊角的镇痛及对平滑肌药理作用的比较》

报道，实验证实了羚羊角有解痉作用。

④降低血压作用：据实验资料报道，羚羊角代用品——山羊角、绵羊角、黄羊角均有降血压作用。

【临床应用】临床疗效研究观察，用本品治疗高血压、高热等118例，其中高血压54例，总有效率为83%；头痛眩晕25例，总有效率为80%；高热12例，总有效率为91.6%；癫痫抽搐等27例，总有效率均在80%以上。

【不良反应】如药物配伍不当、超大剂量使用、滴注速度、加药方法不当、患者的过敏体质因素等，这些临床用药因素可导致不良反应的发生。

【其他剂型】羚羊角口服液、羚羊角胶囊。

六 君 子 丸

【药物组成】白术、半夏、陈皮、党参、茯苓、甘草。

【功效主治】补脾益气，燥湿化痰。用于脾胃虚弱，食量不多，气虚痰多，腹胀便溏。

【剂型与规格】每袋装9g。

【用法与用量】口服，1次9g，1日2次。

【注意事项】

①孕妇忌服。

②忌食生冷油腻不易消化食物。

③不适用于脾胃阴虚，主要表现为口干、舌红少津、大便干者。

④对本品过敏者禁用，过敏体质者慎用。

⑤本品性状发生改变时禁止使用。

六 神 丸

【药物组成】麝香、人工牛黄、蟾酥、珍珠粉、冰片、百草霜等。

【功效主治】清凉解毒，消炎止痛。用于烂喉丹痧，咽喉肿痛，喉风喉痛，单双乳蛾，小儿热疖，痈疡疔疮，乳痈发背，无名肿毒。

【剂型与规格】水丸，每1000粒3.125g。

【用法与用量】口服，1日3次，温开水吞服；1岁1次1粒，2岁1次2粒，3岁1次3~4粒，4~8岁1次5~6粒，9~10岁1次8~9粒；成人1次10粒。另可外敷在皮肤红肿处，取丸十数粒，用冷开水或米醋少许，盛食匙中化散，敷搽四周，每日数次常保潮润，直至肿退为止。如红肿处即将出脓或已穿破，切勿再敷。

【禁忌】孕妇忌服。

六 一 散

【药物组成】滑石、薄荷、甘草。

【功效主治】清暑利湿。用于感受暑湿所致的发热、身倦、口渴、泄泻、小便黄少；外用治痱子。

【剂型与规格】散剂，每瓶装30g。

【用法用量】布包煎服，1次9~15g，1日1~2次。

【注意事项】

①饮食宜清淡，忌酒及辛辣、生冷、油腻食物。

②不宜在服药期间同时服用滋补性中药。

③外用时用毕洗手，切勿接触眼睛，皮肤破溃处禁用。

④有高血压、心脏病、肝病、糖尿病、肾病等慢性病严重者慎用。

⑤服药3天症状无缓解，应去医院就诊。

⑥对本品过敏者禁用，过敏体质者慎用。

⑦本品性状发生改变时禁止使用。

龙胆泻肝丸

【药物组成】龙胆、柴胡、黄芩、栀子（炒）、泽泻、木通、车前子（盐炒）、当归（酒炒）、地黄、炙甘草。

【功效主治】清肝胆，利湿热。用于肝胆湿热，头晕目赤，耳鸣耳聋，胁痛口苦，尿赤，湿热带下。

【剂型与规格】水丸，每100粒6g。

【用法与用量】口服。1次3~6g，1日2次。

【药理作用】方中药物分别含有龙胆苦苷、龙胆碱、黄芩素、黄芩苷、栀子素、泽泻醇等主要成分。研究证明药理作用广泛，无明显毒副作用。本方具有抗菌、抗炎、增强免疫功能、抗过敏等作用。

【注意事项】

①孕妇、年老体弱、大便溏软者慎用。

②忌食辛辣刺激性食物。

③服本药时不宜同时服滋补性中成药。

④有高血压、心律失常、心脏病、肝病、肾病、糖尿病等慢性病严重者，以及正在接受其他治疗的患者慎用。

⑤不宜长期服用。

⑥药品性状发生改变时禁止服用。

⑦密封。

【不良反应】长期服用会引起肾功能损害。

龙牡壮骨颗粒

【药物组成】党参、黄芪、麦冬、龟板（醋制）、白术（炒）、山药、五味子（醋制）、龙骨等。

【功效主治】强筋壮骨，和胃健脾。用于治疗和预防小儿佝偻病，软骨病；对小儿多汗、夜惊、食欲不振、消化不良、发育迟缓等症也有治疗作用。

【剂型与规格】冲剂，每袋装 3g，5g；每袋装 3g（无糖型）。

【用法与用量】开水冲服，2 岁以下 1 次 5g，2~7 岁一次 7g，7 岁以上 1 次 10g，1 日 3 次。

【注意事项】

①忌辛辣、生冷、油腻食物。

②服药期间应多晒太阳，多食含钙及易消化的食品。

③婴儿慎用。

④感冒发热病人不宜服用。

⑤本品含维生素 D_2、乳酸钙、葡萄糖酸钙。请按推荐剂量服用，不可超量服用。

⑥服药 4 周症状无缓解，应去医院就诊。

⑦对本品过敏者禁用，过敏体质者慎用。

⑧本品性状发生改变时禁止使用。

癃 庆 片

【药物组成】金银花、黄连、黄柏、白花蛇舌草、败酱草、牡丹皮、赤芍、泽泻、车前子、仙鹤草。

【功效主治】清热解毒，凉血通淋。用于热淋所致的尿频、尿急、尿痛、尿短、腰痛、小腹坠胀等症。

【剂型与规格】片剂，每片 0.6g。

【用法与用量】口服，1 次 6 片，1 日 2 次；重症 1 次 8 片，1 日 3 次。

【药理作用】

①可显著降低乙型链球菌、金黄色葡萄球菌、致病大肠杆菌感染小鼠的死亡率。

②增强吞噬细胞的吞噬功能，促进 T 淋巴细胞数量的增

多，提高机体的免疫功能。

③较强的抗非特异性炎症作用，较强的促进机体免疫功能的形成。

【注意事项】体虚胃寒者不宜服用。

鹭鸶咳丸

【药物组成】麻黄、苦杏仁、石膏、细辛、紫苏子、白芥子、牛蒡子、瓜蒌皮、射干、青黛、蛤壳、天花粉、栀子、牛黄。

【功效主治】宣肺、化痰、止咳。用于痰浊阻肺引起的阵阵咳嗽，痰鸣气促，咽干声嘶，百日咳。

【剂型与规格】蜜丸，每丸1.5g。

【用法与用量】口服，1次1丸，1日2次，用梨汤或温开水送服。

【合理配伍】

①与四环素族、异烟肼配伍就会形成络合物，降低溶解度，影响吸收；与洋地黄配伍会增强毒性；与磷酸盐（磷酸氯化喹啉、磷酸可待因等）、硫酸盐（硫酸亚铁、硫酸甲苯磺丁脲等）配合使用，会产生沉淀，使疗效降低。

②与痢特灵、苯乙肼、复降片、降压灵和催眠镇静剂（苯巴比妥、氯丙嗪等）等合用会产生拮抗作用；与氨茶碱合用会增加毒性2~3倍；与肾上腺素合用会使血压升高；和地戈辛、洋地黄合用会增加对心脏的毒性。

③与可待因、吗啡、杜冷丁、苯巴比妥合用会加重麻醉，抑制呼吸。

【注意事项】

①忌生冷肥甘食物。

②本品含有细辛，不宜长期过量服用。

罗汉果止咳糖浆

【药物组成】罗汉果、枇杷叶、桑白皮、白前、百部、桔梗、薄荷油。

【功效主治】祛痰止咳。用于感冒咳嗽及支气管炎。

【剂型与规格】糖浆剂，每瓶装100ml。

【用法与用量】口服，1次10~15ml，1日3次。

【注意事项】

①忌食辛辣、油腻食物。

②本品适用于伤风咳嗽，寒热症状不明显者。

③支气管扩张、肺脓疡、肺心病、肺结核、糖尿病患者慎用。

④服用一周病证无改善，应停止服用，去医院就诊。

⑤服药期间，若患者出现高热，体温超过38℃，或出现喘促气急者，或咳嗽加重，痰量明显增多者应到医院就诊。

⑥不宜长期服用。

⑦对本品过敏者禁用，过敏体质者慎用。

⑧药品性状发生改变时禁止服用。

麻仁润肠丸

【药物组成】火麻仁、苦杏仁（去皮炒）、大黄、木香、陈皮、白芍。辅料为赋形剂蜂蜜。

【功效主治】润肠通便。用于肠胃积热，胸腹胀满，大便秘结。

【剂型与规格】大蜜丸，每丸6g。

【用法与用量】口服，1次1~2丸，1日2次。

【注意事项】

①孕妇忌服，年老体虚者不宜久服。

②年轻体壮者便秘时不宜用本药。

③忌食生冷、油腻、辛辣食品。

④按照用法与用量服用，有慢性病史者慎用。

⑤服药三天后症状未改善，或出现其他症状时，应及时去医院就诊。

⑥药品性状发生改变时禁止服用。

麻 仁 丸

【药物组成】火麻仁、苦杏仁、大黄、枳实（炒）、厚朴（姜制）、白芍（炒）。

【功效主治】润肠通便。用于肠热津亏所致的便秘，症见大便干结难下、腹部胀满不舒；习惯性便秘见上述证候者。

【剂型与规格】大蜜丸，每丸9g。

【用法与用量】口服，大蜜丸1次1丸，1日1~2次。

【注意事项】

①饮食宜清淡，忌酒及辛辣食物。

②不宜在服药期间同时服用滋补性中药。

③有高血压、心脏病、肝病、糖尿病、肾病等慢性病严重者慎用。

④严格按用法与用量服用，本品不宜长期服用。

⑤服药3天症状无缓解，应去医院就诊。

⑥对本品过敏者禁用，过敏体质者慎用。

⑦本品性状发生改变时禁止使用。

礞石滚痰丸

【药物组成】金礞石（煅）40g，沉香20g，黄芩320g，熟大黄320g。

【功能与主治】降火逐痰。用于实热顽痰，发为癫狂惊悸，或咳喘痰稠，大便秘结。

【剂型与规格】水丸，每袋装6g。

【用法与用量】口服，1次6～12g，1日1次。

【注意事项】孕妇忌服。

妙 灵 丹

【药物组成】钩藤、僵蚕、全蝎、天麻、羌活、荆芥穗、防风、柴胡、薄荷、蓼大青叶、金银花、法半夏、天竺黄、天南星、化橘红、赤芍、栀子（姜制）、黄芩、关木通、麦冬、玄参、甘草、羚羊角粉、琥珀粉、朱砂、冰片。

【功效主治】散寒解表，清热镇惊，化痰止咳。用于小儿肺胃痰热，外感风寒引起的发烧恶寒，头痛鼻塞，咳嗽气促，烦躁不安，内热惊风，四肢抽搐。

【剂型与规格】丸剂，每丸3g。

【用法与用量】用薄荷汤或温开水送服，一次1丸，一日2次；周岁以内小儿酌减。

【临床应用】

①小儿重感冒、发烧、怕冷、无汗头痛时，可用中药紫苏叶煎汤，然后化服妙灵丹（妙灵丸）。

②小儿痰喘、咳嗽、气管炎时，用生姜汤化服之。

③小儿高烧、昏迷不醒，用中药皂角煎汤，化服。

④小儿高烧，惊风抽搐，口眼歪斜，用中药钩藤汤化服。

⑤小儿夜啼哭闹，或痰热过甚、烦闷、热重时，用薄荷汤化服。

【其他剂型】妙灵丸。

【注意事项】孕妇忌服。

木香槟榔丸

【药物组成】木香、槟榔、枳壳（炒）、陈皮、青皮（醋炒）、香附（醋制）、三棱（醋制）、黄连、黄柏（酒炒）、大黄等。

【功效主治】行气导滞，泻热通便。用于湿热内停，赤白痢疾，里急后重，胃肠积滞，脘腹胀痛，大便不通。

【剂型与规格】水丸，每100粒6g。

【用法与用量】口服，1次3~6g，1日2~3次。

【注意事项】孕妇禁用。

木香顺气丸

【药物组成】木香、槟榔、香附（醋制）、厚朴（制）、枳壳（炒）、苍术（炒）、砂仁、陈皮、青皮（炒）、甘草。

【功效主治】行气化湿，健脾和胃。用于湿浊阻滞气机，胸膈痞闷，脘腹胀痛，呕吐恶心，嗳气纳呆。

【剂型与规格】丸剂，每50粒3g。

【用法与用量】口服，1次10g，1日2~3次。

【药理作用】

①助消化：神曲、麦芽、山楂并用，能加强对脂肪、蛋白质及淀粉的消化，陈皮所含挥发油能促进消化液的分泌。

②调整胃肠道平滑肌功能：木香、陈皮、甘草及乌药对乙酰胆碱、组胺等所致肠肌痉挛，有对抗作用。香附、青皮和茯苓能直接抑制肠管平滑肌。槟榔、枳壳能促使胃肠蠕动增强，与抑制和兴奋胃肠道平滑肌的两类药物配伍使用，可调整胃肠功能，纠正胃肠机能紊乱。

③抑菌：方中山楂、木香、乌药对痢疾杆菌、大肠杆菌等有抑制作用，莱菔子所含莱菔子素、芥子油有一定抗菌效能。

【注意事项】

①孕妇慎用。

②忌生冷油腻食物。

③本药宜空腹用温开水送服。

④本药由香燥之品组成，如遇口干舌燥，手心足心发热属阴液亏损者慎用。

⑤本药对气机郁滞，肝气犯胃的胃痛走窜者效果好，不适用于其他证候的胃痛。

⑥服药三天症状无改善，或出现胃痛加重或其他症状时，应去医院就诊。

⑦不宜长期服用。

⑧对本品过敏者禁用，过敏体质者慎用。

⑨本品性状发生改变时禁止使用。

尿毒清颗粒

【药物组成】大黄、黄芪、桑白皮、苦参、白术、茯苓、制何首乌、白芍、丹参、车前草。

【功效主治】通腑降浊，健脾利湿，活血化瘀。用于慢性肾功能衰竭，氮质血症期和尿毒症早期、中医辨证属脾虚湿浊证和脾虚血瘀证者。

【剂型与规格】每袋装5g。

【用法与用量】温开水冲服。每日四次，6、12、18时各服一袋，22时服2袋，每日最大量8袋，也可另订服药时间，但两次服药间隔勿超过8小时。

【药理作用】本品可降低血肌酐、尿素氮、稳定肾功能，延缓透析时间，对改善肾性贫血，提高血钙，降低血磷也有一定作用。

【注意事项】

①忌与氧化淀粉等化学吸附剂合用。

②忌食肥肉、动物内脏、豆类及坚果果实等高蛋白食物。

③本品含丹参、党参、白芍，忌与含藜芦的药物同用。

④本品含半夏，忌与含乌头的药物同用。

⑤孕妇慎用。

⑥过敏体质者慎用。

⑦坚持长期对原发或继发性肾小球肾炎、高血压病、糖尿病肾病等合理的治疗。

⑧限制蛋白饮食，摄入含高热量、维生素及微量元素的食物。

⑨血钾高者限制含钾食物，避免食用果汁。对 24 小时尿量 <1500ml 患者，服药时应监测血钾。

⑩水肿及高血压者，应限制食盐的摄入，一般每日控制在 2 克以下，而且进水量也应适当限制。

⑪因服药每日大便超过 2 次，可酌情减量，避免营养吸收不良和脱水。

⑫服药后大便仍干燥者，加服大黄苏打片，每次 4 片，每日 4 次。

⑬糖尿病肾病所致肾衰竭者不宜使用。

尿感宁冲剂

【药物组成】海金沙藤 100g，连钱草 100g，凤尾草 100g，萹草 100g，紫花地丁 100g。

【功能与主治】清热解毒，通淋利尿，抗菌消炎。用于急性尿路感染。

【剂型与规格】冲剂，每袋装 15g。

【用法与用量】开水冲服，1 次 15g，1 日 3 ~ 4 次。

牛黄抱龙丸

【药物组成】牛黄 8g，胆南星 200g，天竺黄 70g，茯苓 100g，琥珀 50g，麝香 4g 等。

【功效主治】清热镇惊，祛风化痰。用于小儿风痰壅盛，高热神昏，惊风抽搐。

【剂型与规格】大蜜丸，每丸 1.5g。

【用法与用量】口服，1 次 1 丸，1 日 1～2 次，周岁以内小儿酌减。

【药理作用】

①镇静抗惊厥作用：僵蚕、茯苓煎剂腹腔注射，能明显降低小鼠自发活动，并能对抗咖啡因所致小鼠活动加强。琥珀的有效成分琥珀酸能显著减少小鼠自发活动，延长小鼠戊巴比妥钠所致睡眠时间。牛黄、朱砂、胆南星也有镇静催眠作用。

②抗炎解热作用：牛黄、麝香均具有较强的抗炎作用，对小鼠毛细血管通透性增加有明显抑制作用，并能抑制多核白细胞的移动，对大鼠甲醛所致的肉芽肿和巴豆油所致耳部炎症，均有明显抑制作用。

③抗病原微生物作用：麝香酊稀释液在试管内对猪霍乱弧菌、大肠杆菌及金黄色葡萄球菌均有抑制作用。试管内试验证实，牛黄与去氧胆酸钠对乙型脑炎病毒有直接灭活作用。

【不良反应】易致低血钾，血糖升高。

【注意事项】风寒表证不宜用。

【其他剂型】牛黄抱龙片。

牛黄解毒片

【药物组成】人工牛黄、雄黄、石膏、大黄、黄芩、桔梗、冰片、甘草。

【功效主治】清热解毒。用于火热内盛，咽喉肿痛，牙龈肿痛，口舌生疮，目赤肿痛。

【剂型与规格】片剂，每片 0.5g。

【用法与用量】口服，1 次 3 片，1 日 2～3 次。

【药理作用】具有抗炎作用。对蛋清诱发的大鼠足肿胀有抑制作用；对巴豆油致小鼠耳郭炎症有抑制作用；还可抑制醋酸致小鼠腹腔毛细血管通透性增加。具有解热作用，能抑制 2，4 - 二硝基酚引起的大鼠体温升高以及霍乱菌苗引起的家兔体温升高。具有镇痛作用。能减少醋酸致小鼠扭体反应次数，延长热板法引起的小鼠疼痛反应潜伏期。具有影响免疫性口腔溃疡的作用。可降低口腔黏膜加弗氏佐剂诱导的家兔口腔溃疡的发生率，减轻口腔局部病变。具有抗菌作用。对金黄色葡萄球菌、耐药金黄色葡萄球菌、变形杆菌和白色葡萄球菌有抑制作用，随剂量增加作用增强，但对肺炎杆菌、大肠杆菌和铜绿假单胞无抑菌作用。

【不良反应】

①过敏性休克：呼吸急促、胸闷气短、呼吸困难、头晕眼花、面色苍白、恶心欲呕、四肢湿冷、口唇发绀；重者出现烦躁不安、神志昏迷、四肢抽搐，甚至呼吸停止；少数患者伴有全身瘙痒、周身皮疹。

②皮肤过敏性反应：皮肤瘙痒、皮肤潮红、全身粟粒性丘疹、荨麻疹型药疹、固定型药疹、大疱性药疹、多形红斑型药疹、水疱、猩红热样皮疹等。立即停药，可口服扑尔敏、维生素 C，外擦炉甘石洗剂治疗。

③其他过敏反应：变态反应性喉水肿、过敏性紫癜。

④急性上消化道黏膜损害：上腹疼痛不适、腹胀、恶心、呕吐、呕吐物咖啡样、大便柏油样；有的患者有严重的腹泻，甚至出现药物性肝病、急性黄疸及肝功能损害。

⑤出血性膀胱炎、急慢性肾炎、肾功能损害：尿频、尿急、尿痛、血尿，或仅见血尿，或伴有腰部酸痛、头晕恶心等。部分病例伴有鼻衄，重者可引起肾实质器官的损害。立即停药，可给予呋喃咀啶、扑尔敏等药物治疗。

⑥血小板减少症、药物性溶血性贫血、单纯红细胞再生障碍性贫血。鼻衄、口腔黏膜溃疡、牙龈出血、颜面上肢躯干皮肤出现出血点等。立即停药，可给予利血生、维生素C、激素等治疗。

⑦中枢、脊髓和周围神经炎：嗜睡、呕吐、面色发灰、气急、皮肤弹性差、肢端发凉，或呼吸困难、神志不清、四肢抽搐、神志失常、精神萎靡、躁扰不宁，时而静坐寡言、时而语无伦次、答非所问。

⑧偶见支气管哮喘：胸闷、气急、喉头堵塞感、随即喘息、咳嗽、咳白色泡沫痰、面色苍白、额部汗出、口唇发绀、心慌不能平卧。

⑨致成瘾：停药后出现戒断症状咽痛加重、口周鼻翼起疱疹、全身不适、兴奋失眠、食欲降低、大便秘结、上腹烧灼感等。

【注意事项】

①过敏体质者慎用。

②便秘或平素就有胃部冷痛时发时止、喜温喜按、食后缓解、泛吐清水、食少腹胀、口淡不渴、畏寒肢冷者应慎用。

③本品含有雄黄、大黄等有毒、峻烈破瘀攻下之品，故身体虚弱、大病初愈者慎用。

④本品成分中的牛黄含有胆酸，胆酸与胃黏膜接触后，可增加酸性水解酶的活性，破坏溶酶体膜，损害胃黏膜屏障，从而引起急性胃黏膜出血病变，因此患有胃炎、胃溃疡的患者应慎用。

⑤如妊娠期患牙龈炎，不可选用牛黄解毒丸（胶囊、软胶囊、片）治疗。

⑥孕妇禁用。

⑦本品不宜与含钙的牛奶、乳制品同服用。

⑧服药期间忌食烟酒、辛辣、油腻之品，以免助湿生热，加重病情。

【合理配伍】

①本品不宜与海藻、大戟、甘遂、芫花配伍应用。

②本品不宜与防风通圣丸配伍应用。

③本品不宜与水合氯醛、吗啡、苯巴比妥等药物合用，以免出现后者的昏睡、呼吸中枢抑制、低血压的急性中毒症状。

④本品不宜与四环素类、磷酸盐类、硫酸盐类、硝酸盐类、亚硝酸盐类、亚铁类、异烟肼类等药物合用，以免因胃中产生微量的硝酸、硫酸，使雄黄毒性增强。若是根据治疗需要必须服用上述药物时，两者应间隔 $2\sim3$ 小时以上服用为妥。

⑤本品不宜与强心苷类、中枢抑制剂、磺胺类、氨基糖苷类、大环内酯类抗菌药、奎尼丁、维生素 B_1 及 B_6、酶制剂、阿司匹林类、抗酸药、噻嗪类利尿药、降糖药及其他含砷中药制剂合用。

⑥本品不宜与含生物碱、金属离子的药物合用。

牛黄清心丸

【药物组成】牛黄、羚羊角、人工麝香、人参、白术（麸炒）、当归、白芍、柴胡、干姜、阿胶、桔梗、水牛角浓缩粉等 27 味。

【功效主治】益气养血，镇静安神，化痰息风。用于气血不足，痰热上扰引起：胸中郁热，惊悸虚烦，头目眩晕，中风不语，口眼歪斜，半身不遂，言语不清，神志昏迷，痰涎壅盛。

【剂型与规格】丸剂，每丸 3g。

【用法与用量】口服，1 次 1 ~ 2 丸；1 日 2 次，小儿酌减。

【注意事项】孕妇慎用。

牛黄镇惊丸

【药物组成】牛黄 80g，全蝎 300g，僵蚕（炒）100g，珍珠 100g，麝香 40g，朱砂 100g，雄黄 100g，天麻 200g，钩藤 100g，防风 20g，琥珀 60g，胆南星 100g，白附子（制）100g，半夏（制）100g，天竺黄 100g，冰片 40g，薄荷 100g，甘草 400g。

【功效主治】镇惊安神，祛风豁痰。用于小儿惊风，高热抽搐，牙关紧闭，烦躁不安。

【剂型与规格】大蜜丸，每丸 1.5g。

【用法与用量】口服，大蜜丸 1 次 1 丸，1 日 1 ~ 3 次，3 岁以内小儿酌减。

皮肤病血毒丸

【药物组成】茜草、桃仁、荆芥穗（炭）、蛇蜕、赤芍、当归、白茅根、地肤子、苍耳子、地黄、连翘、金银花、苦地丁、土茯苓、黄柏、皂角刺、桔梗、益母草、苦杏仁（去皮炒）、防风、赤茯苓、白芍、蝉蜕、牛蒡子、牡丹皮、白鲜皮、熟地黄、大黄、忍冬藤、紫草、土贝母。

【功效主治】清血解毒，消肿止痒。用于经络不和，温热血燥引起的风疹，湿疹，皮肤刺痒，雀斑粉刺，面赤鼻齄，疮疡肿毒，脚气疥癣，头目眩晕，大便燥结。

【剂型与规格】丸剂，每袋装 600 粒。

【用法与用量】口服，一次 20 粒，一日 2 次。

【注意事项】感冒期间停服。孕妇忌服。

屏风生脉胶囊

【药物组成】黄芪、白术（土炒）、防风、五味子、人参、麦冬、附子（制）。

【功效主治】益气，扶阳，固表。用于气短心悸，表虚自汗，乏力眩晕，易感风邪。

【剂型与规格】胶囊剂，每粒装 0.33g。

【用法与用量】口服。1 次 3 粒，1 日 2~3 次。

七味都气丸

【药物组成】五味子（制）150g，山茱萸（制）200g，茯苓 150g，牡丹皮 150g，熟地黄 400g，山药 200g，泽泻 150g。

【功效主治】补肾纳气，涩精止遗。用于肾虚不能纳气，呼多吸少，喘促胸闷，久咳咽干气短，遗精盗汗，小便频数。

【剂型与规格】丸剂，每 40 丸 3g。

【用法与用量】口服，1 次 9g，1 日 2 次。

【注意事项】外感咳嗽、气喘者忌服。

杞菊地黄丸

【药物组成】枸杞子、菊花、熟地黄、山茱萸（制）、牡丹皮、山药、茯苓、泽泻。

【功效主治】滋肾养肝。用于肝肾阴亏的眩晕、耳鸣、目涩畏光、视物昏花。

【剂型与规格】丸剂，每丸 9g。

【用法与用量】口服，1 次 1 丸，1 日 2 次。

【注意事项】

①脾胃虚寒，大便稀溏者慎用。

②用药两周后症状未改善，应去医院就诊。

③药品性状发生改变时禁止服用。

杞枣口服液

【药物组成】枸杞子、大枣、太子参、海参、珍珠、益智、焦山楂。

【功效主治】补肾健脾，益气养血。用于小儿因脾肾虚弱，气血不足所致的神疲乏力，食欲不振，面色无华，记忆力减退等症及对高血铅儿童能促进血铅的排除。

【剂型与规格】溶液剂，10ml×10支/盒。

【用法与用量】口服。1次10ml，1日2次。4周为一个疗程，或遵医嘱。

【临床应用】

①杞枣口服液治疗儿童铅中毒：选择128例年龄2～14岁，血铅100～199μg/L的儿童，随机分为治疗组68例，对照组60例，于治疗前后观察临床症状改善、有益元素变化及血铅变化情况。结果表明，治疗组明显优于对照组（$P < 0.05$）。提示杞枣口服液不仅能降血铅，还能改善临床症状，补充有益元素，无不良反应。

②杞枣口服液降低血铅的效果。方法：高血铅儿童185例，随机分两组，治疗组用杞枣口服液治疗，对照组用补锌治疗。结果：治疗组患儿在治疗后比治疗前血铅明显下降，疗效优于对照组，差异有显著性（$P < 0.05$）。结论：杞枣口服液能明显降低患儿的血铅水平。

【注意事项】

①1岁以下儿童应在医生指导下服用。

②本品久藏后有少许沉淀，不影响功效，可摇匀后服用。

强 肾 片

【药物组成】鹿茸、人参茎叶总皂苷、山茱萸、枸杞子、补骨脂、熟地黄、桑椹子、杜仲（制）、牡丹皮、丹参、益母草、茯苓等。

【功效主治】补肾填精，益气壮阳，扶正固本。用于肾虚所致腰痛、遗精、阳痿、早泄。

【用法与用量】口服，1次4～6片（每素片0.30g，每片0.31g）；1次2～3片（每片0.63g）1日3次，用淡盐水或温开水送下。

【注意事项】

①忌辛辣、生冷、油腻食物。

②高血压、感冒发热病人不宜服用。

③心脏病、糖尿病、肝病等慢性病患者慎用。

④服药2周症状无缓解，应去医院就诊。

⑤对本品过敏者禁用，过敏体质者慎用。

⑥本品性状发生改变时禁止使用。

⑦孕妇禁用。

清肝利胆口服液

【药物组成】茵陈、金银花、栀子、厚朴、防己。

【功效主治】清利肝胆湿热。主治纳呆、胁痛、疲倦乏力、尿黄、苔腻、脉弦、肝郁气滞、肝胆湿热未清等症。

【剂型与规格】口服液，每支装10ml。

【用法与用量】口服。1次20～30ml，1日2次，10日为一疗程。

清开灵颗粒

【药物组成】胆酸、珍珠母、猪去氧胆酸、栀子、水牛角、板蓝根、黄芩苷、金银花。

【功效主治】清热解毒，镇静安神。用于外感风热所致发热，烦躁不安，咽喉肿痛；上呼吸道感染、病毒性感冒、急性咽炎见上述证候者。

【剂型与规格】每袋装3g，10g（含黄芩苷20mg）。

【用法与用量】口服，1次1~2袋，1日2~3次。

【药理作用】经动物试验表明，清开灵有良好的退热和抗感染作用，并且能增加肝脏酶类的活性，提高肝脏解毒能力，起到治疗肝脏疾病的作用。

【禁忌证】孕妇禁用；糖尿病患者禁服。

清开灵注射液

【药物组成】胆酸、珍珠母（粉）、猪去氧胆酸、栀子、水牛角（粉）、板蓝根、黄芩苷、金银花。辅料为依地酸二钠、硫代硫酸钠、甘油。

【功效主治】清热解毒，化痰通络，醒神开窍。用于热病，神昏，中风偏瘫，神志不清；急性肝炎、上呼吸道感染、肺炎、脑血栓形成、脑出血见上述证候者。

【剂型与规格】每支装10ml。

【用法与用量】肌内注射，1日2~4ml。重症患者静脉滴注，1日20~40ml，以10%葡萄糖注射液200ml或氯化钠注射液100ml稀释后使用。

【药理作用】

①具有解热作用。能抑制细菌内毒素和内生致热原引起的家兔发热反应。

②具有保护脑组织作用。能延长易感型自发性高血压大鼠的生存期和卒中后的存活时间，促进脑出血灶的吸收。能改善自体血凝块致脑血肿家兔的血气异常，降低血－脑脊液屏障通透性，促进脑组织内血肿的吸收。本品可抑制神经细胞凋亡的发生，减少凋亡及坏死细胞。

③具有抗肝损伤作用。能明显缩小四氯化碳致肝损伤大鼠的肝细胞变性和坏死范围，增加肝细胞内 RNA 和蛋白质的含量，增强肝细胞线粒体上的氧化还原酶的活性。

【合理配伍】到目前为止，已确认清开灵注射液不能与硫酸庆大霉素、青霉素 G 钾、肾上腺素、阿拉明、乳糖酸红霉素、多巴胺、山梗菜碱、硫酸美芬丁胺等药物配伍使用。

【注意事项】

①过敏体质者慎用。

②孕妇慎用。

③有表证恶寒发热者慎用。

④合并有心脑血管、肝、肾和造血系统等严重原发性疾病慎用。

清热化滞颗粒

【药物组成】大黄（酒炒）、焦槟榔、大青叶、北寒水石、山楂（焦）、薄荷、化橘红、草豆蔻、广藿香、前胡、麦芽（焦）。

【功效主治】脘腹胀满，食欲不振，恶心呕吐。

【剂型与规格】冲剂，每袋 2.5g。

【用法与用量】口服，1 日 3 次，1~3 岁，1 次 1 袋；4~7 岁，1 次 2 袋；8 岁以上，1 次 3 袋。

【药理作用】药效学试验结果提示，本品对静注伤寒副伤寒三联疫苗所致的家兔发热、便秘合并皮下注射酵母所致的发热、足跖注射角叉菜胶所致的大鼠发热具有一定的解热作用，可以提高小鼠细胞免疫与体液免疫功能，抑制巴豆油致小鼠耳郭及蛋清致小鼠足跖炎症反应，可促进正常小鼠小肠运动，增加便秘模型小鼠的排便粒数，减少腹腔注射醋酸引起的扭体次数，延长热板引起的小鼠舔后足时间。

【不良反应】个别患儿服用后出现腹泻。

清热解毒口服液

【药物组成】石膏、金银花、玄参、地黄、连翘、栀子、甜地丁、黄芩、龙胆、板蓝根、知母、麦冬，辅料为蔗糖。

【功效主治】清热解毒。用于热毒壅盛所致的发热面赤、烦躁口渴、咽喉肿痛；流感、上呼吸道感染见上述证候者。

【剂型与规格】口服液，每支装 10ml。

【用法与用量】口服，1 次 10～20ml，1 日 3 次，儿童酌减；或遵医嘱。

【注意事项】

①忌烟、酒及辛辣、生冷、油腻食物。

②不宜在服药期间同时服用滋补性中药。

③风寒感冒者不适用。

④糖尿病患者及有高血压、心脏病、肝病、肾病等慢性病严重者应在医师指导下服用。

⑤发热体温超过 38.5℃的患者，应去医院就诊。

⑥服药 3 天症状无缓解，应去医院就诊。

⑦对本品过敏者禁用，过敏体质者慎用。

⑧本品性状发生改变时禁止使用。

⑨孕妇忌服。

蒲地蓝消炎口服液

【药物组成】蒲公英、地丁、板蓝根、黄芩。

【功效主治】清热解毒，抗炎消肿。用于疖肿、腮腺炎、咽炎、扁桃体炎等。

【剂型与规格】口服液，每支装 10ml。

【用法与用量】口服，1 次 10ml，1 日 3 次，小儿酌减。如有沉淀，摇匀后服用。

【药理研究】本品对大肠杆菌和脆弱类杆菌所致小鼠皮下混合感染的脓肿形成有一定的抑制作用，对金黄色葡萄球菌和脆弱类杆菌腹腔注射所致的小鼠感染有一定的保护作用，对二甲苯致小鼠耳郭肿胀和角叉菜胶所致大鼠足跖肿胀均有一定的抑制作用，对伤寒菌苗所致家兔体温升高也有一定的抑制作用。

【禁忌证】对本药品过敏者禁用。

清胃黄连丸

【药物组成】黄连、石膏、桔梗、甘草、知母、玄参、地黄、牡丹皮、天花粉、连翘、栀子、黄柏、黄芩、赤芍。

【功效主治】清胃泻火，解毒消肿。用于口舌生疮，齿龈、咽喉肿痛。

【剂型与规格】丸剂，每 100 粒 6g。

【用法与用量】口服，1 次 1~2 丸，1 日 2 次。

【注意事项】

①忌烟、酒及辛辣、油腻食物。

②心脏病、肝病、糖尿病、肾病等慢性病患者慎用。

③服药后大便次数每日 2~3 次者，应减量；每日 3 次以上者，应停用并向医师咨询。

④服药三天后症状无改善，或加重者，应立即停药并去医院就诊。

⑤脾胃虚寒者慎用。

⑥对本品过敏者禁用，过敏体质者慎用。

⑦药品性状发生改变时禁止服用。

⑧孕妇慎用。

清瘟解毒丸

【药物组成】大青叶、黄芩、牛蒡子、玄参、天花粉、淡竹叶、葛根、连翘、桔梗、柴胡、甘草、羌活、防风、川芎、白芷、赤芍。

【功效主治】清瘟解毒。用于时疫感冒，发热，怕冷，无汗头痛，口渴咽干，四肢酸疼，疟腮肿痛。

【剂型与规格】丸剂，每袋装9g。

【用法与用量】口服，1次9g，1日2次；小儿酌减。

清心滚痰丸

【药物组成】金礞石、大黄、沉香、黄芩、甘遂、牵牛子、猪芽皂、马舌子、人参、肉桂、金钱白花蛇（去头酒制）、朱砂粉、牛黄、冰片、羚羊角粉、水牛角浓缩粉、珍珠粉。

【功效主治】清心涤痰，泻火通便。用于顽痰蒙蔽心窍引起的神志错乱，语无伦次，哭笑无常，疯狂打闹，羊痫风。

【剂型与规格】丸剂，每丸3g。

【用法与用量】口服，1次1~2丸，1日1次。

【注意事项】孕妇忌服，体弱者慎服。

清宣止咳颗粒

【药物组成】桑叶、薄荷、苦杏仁、桔梗、白芍、紫菀、枳壳、陈皮、甘草。

【功效主治】疏风清热，宣肺止咳。用于小儿外感风热咳嗽，症见：咳嗽，咯痰，发热或鼻塞，流涕，微恶风寒，咽红或痛。

【剂型与规格】颗粒剂，每袋装 10g。

【用法与用量】开水冲服，1～3 岁：1 次 1/2 包；4～6 岁：1 次 3/4 包；7～14 岁：1 次 1 包；1 日 3 次。

【药理作用】本品对氨水、电刺激引起的小鼠咳嗽有一定的抑制作用；可增加小鼠气管酚红排出量，提示有一定的祛痰作用；对化学物质所引起的动物急性炎症有一定的抵制作用。

【临床应用】治疗支气管炎、肺炎 360 例，总有效率治疗组为 89.72%（显效：用药 5d 内临床症状明显改善，咳嗽咳痰明显减轻、减少，热退，喘促明显缓解，肺部听诊及胸透正常或明显好转，血常规正常；有效：用药 5d 内上述表现有所改善，咳嗽咳痰减轻，热退，喘促好转，肺部听诊及胸透较前好转，血常规正常；无效：用药 5d 内，除体温恢复正常外，其他表现无明显改变）。

【合理配伍】

①与降血糖药合用会产生拮抗作用；与氢氯噻嗪合用易导致低血钾；与水杨酸制剂合用易导致消化性溃疡。

②与可待因、吗啡、杜冷丁、苯巴比妥合用会加重麻醉，抑制呼吸。

【不良反应】偶见轻度腹泻，停药后自行消失。

【注意事项】

①忌食辛辣、生冷、油腻食物。

②风寒袭肺咳嗽不适用，症见发热恶寒、鼻流清涕、咳嗽痰白等。

③脾虚易腹泻者慎服。

清燥润肺合剂

【药物组成】桑叶 264g，石膏 220g，甘草 88g，黑芝麻 88g，阿胶 70g，麦冬 106g，苦杏仁 62g，北沙参 62g，枇杷叶 44g。

【功效主治】清燥润肺。用于肺燥，干咳无痰，气逆而喘，咽干鼻燥，心烦口渴。

【用法与用量】口服，1 次 10~15ml，1 日 3 次。

【注意事项】

①忌食辛辣、油腻食物。

②支气管扩张、肺脓疡、肺心病、肺结核患者应在医师指导下服用。

③服用一周病证无改善，应停止服用，去医院就诊。

④服药期间，若患者出现高热，体温超过 38℃，或出现喘促气急者，或咳嗽加重，痰量明显增多者应到医院就诊。

⑤长期服用，应向医师或药师咨询。

⑥对本品过敏者禁用，过敏体质者慎用。

⑦本品性状发生改变时禁止使用。

秋泻灵合剂

【药物组成】本品为马蹄香经加工制成的口服液。

【功效主治】理气化湿，健脾止泻。用于治疗小儿脾虚湿困及消化不良引起的腹泻。

【剂型与规格】合剂，每支装 10ml。

【用法与用量】口服，婴儿 1 次 5ml，幼儿 1 次 10ml，1

日 4 次。

【临床应用】治疗婴幼儿消化不良性腹泻、细菌性腹泻、病毒性腹泻等各种慢性腹泻的综合调理治疗，同时可治疗轮状病毒性腹泻。

【其他剂型】颗粒剂。

热毒宁注射液

【药物组成】青蒿、金银花、栀子。

【功效主治】清热，疏风，解毒。用于上呼吸道感染（外感风热证）所致的高热、微恶风寒、头身痛、咳嗽、痰黄等症。

【剂型与规格】注射液，每支装 10ml。

【用法与用量】静脉滴注。1 次 20ml（2 支），以 5% 葡萄糖注射液或 0.9% 生理盐水注射液 250ml 稀释后静脉滴注，滴速为 30 ~ 60 滴/分钟，1 次/日，一疗程三天。或遵医嘱。

热炎宁颗粒

【药物组成】蒲公英、虎杖、北败酱、半枝莲。

【功效主治】清热解毒。用于风热感冒，发热，咽喉肿痛，口苦咽干，咳嗽痰黄，尿黄便结，化脓性扁桃体炎，急性咽炎，急性支气管炎，单纯性肺炎。

【剂型与规格】颗粒剂，每袋装 4g（相当于原药材 13g）。

【用法与用量】开水冲服，1 次 16 ~ 32g，1 日 2 ~ 4 次，或遵医嘱。

【注意事项】

①忌烟、酒及辛辣、生冷、油腻食物。

②不宜在服药期间同时服用滋补性中药。

③风寒感冒者不适用。

④糖尿病患者及有高血压、心脏病、肝病、肾病等慢性病严重者慎用。

⑤脾虚便溏者慎用。

⑥发热体温超过 38.5℃的患者，应去医院就诊。

⑦服药 3 天症状无缓解，应去医院就诊。

⑧对本品过敏者禁用，过敏体质者慎用。

⑨本品性状发生改变时禁止使用。

人参归脾丸

【药物组成】人参、白术（麸炒）、茯苓、炙黄芪、当归、龙眼肉、酸枣仁（炒）、远志（去心甘草制）、木香、炙甘草，辅料：蜂蜜。

【功效主治】益气补血，健脾养心。用于气血不足，心悸，失眠，食少乏力，面色萎黄，月经量少，色淡。

【剂型与规格】丸剂，每丸重9g。

【用法与用量】口服，1 次 1 丸，1 日 2 次。

【药理作用】具有抗休克，激活胆碱能神经功能，改善学习和记忆能力，调节中枢神经系统功能。

①抗休克：人参有明显的抗休克作用，尤其对失血性休克，急性中毒性休克效果显著。本品 10g/kg 灌胃给药有抗小鼠烫伤性休克的作用；5g/kg 静脉注射，对家兔烫伤性休克期的血压、肠管、呼吸、血糖均有一定的良好影响。

②激活胆碱能神经功能：研究结果显示，加味归脾汤有激活老龄人、大鼠脑内胆碱神经功能的作用。

③调节中枢神经系统功能：人参可改善神经反射传导过程的灵活性，调节神经活动，使紊乱的神经过程得以恢复。酸枣仁、茯苓、远志有镇静，催眠作用，与人参、黄芪配伍使用，可起调节大脑皮层功能的作用，既可改善失眠烦躁症状，又可

防止疲乏，嗜睡之弊。

④改善学习和记忆能力：本品对乙醇引起的记忆力障碍有改善作用；对电损伤引起的记忆力障碍可得到改善；对电损伤引起的记忆强化障碍也有改善效果。

【临床应用】　凡证属心脾两虚，气血不定诸证皆可应用。现代可用于神经衰弱、贫血、再生障碍性贫血，血小板减少性紫癜、功能性子宫出血等。

①神经衰弱：有报道本品治疗神经衰弱有效率91%，一般病程较短者的效果优于病程较长者。

②贫血：再生障碍性贫血：本品治疗贫血及再生障碍性贫血疗效显著。

③血小板减少性紫癜：本品治疗血小板减少性紫癜，取得明显疗效。

④功能性子宫出血：本品治疗功能性子宫出血疗效显著。

⑤其他：临床还用于治疗白细胞减少症、更年期综合征、冠心病、高血压病、胃溃疡、苯中毒、视疲劳症、血尿、何杰金氏病、阳痿、早泄、红斑狼疮等。

【注意事项】

①不宜和感冒类药同时服用。

②不宜喝茶和吃萝卜，以免影响药效。

③服本药时不宜同时服用藜芦、五灵脂、皂荚或其制剂。

④高血压患者或正在接受其他药物治疗者慎用。

⑤本品宜饭前服用或进食同时服。

⑥服药两周后症状未改善，或服药期间出现食欲不振，胃脘不适等症应去医院就诊。

⑦按照用法与用量服用，小儿及年老者应在医师指导下服用。

⑧对本品过敏者禁用，过敏体质者慎用。

⑨本品性状发生改变时禁止使用。

【不良反应】临床可见个别患者出现口干，鼻燥，便秘等副作用。偶有一过性消化道症状，皮肤干燥，肝功能异常，停药后症状可恢复。

人参养荣丸

【药物组成】人参 100g，白术（土炒）100g，茯苓 75g，甘草（蜜制）100g，当归 100g，熟地黄 75g，白芍（麸炒）100g，黄芪（蜜制）100g，陈皮 100g，远志（制）50g，肉桂 100g，五味子（酒蒸）75g。

【功效主治】温补气血。用于心脾不足，气血两亏，形瘦神疲，食少便溏，病后虚弱。

【剂型与规格】大蜜丸，每丸 9g。

【用法与用量】口服，1 次 1 丸，1 日 1~2 次。

【注意事项】

①孕妇及身体壮实不虚者忌服。

②该品中有肉桂属温热药，因此出血者忌用。

③服本药时不宜同时服用藜芦、五灵脂、皂荚或其制剂。

④不宜喝茶和吃萝卜以免影响药效。

⑤不宜和感冒类药同时服用。

⑥该品宜饭前服用或进食同时服。

⑦按照用法与用量服用，糖尿病患者，心、肾功能不全患者慎用。

⑧服药两周后症状未改善，或服药期间出现尿少、头面及手足心热，血压增高，头痛，皮疹，发热，胃脘不适，泻泄等症应去医院就诊。

⑨药品性状发生改变时禁止服用。

荣 心 丸

【药物组成】玉竹、丹参、降香、五味子等。

【功效主治】益气养阴，活血化瘀，清热解毒，强心复脉。用于气阴两虚或气阴两虚兼心脉瘀阻所致的胸闷、心悸、气短、乏力、头晕、多汗、心前区不适或疼痛；病毒性心肌炎见上述证候者；对心肌病、心肌损伤、心律失常、反复呼吸道感染、早期复极综合征等亦有效。

【剂型与规格】丸剂，每丸 1.5g。

【用法与用量】口服，儿童 1~3 岁 1 次 2 丸，3~6 岁 1次 3 丸，6 岁以上 1 次 4 丸，1 日 3 次；成人 1 次 6 丸，1 日 3次，或遵医嘱。

【不良反应】偶见纳差、恶心，不影响治疗。

如意金黄散

【药物组成】姜黄、大黄、黄柏、苍术、厚朴、陈皮、甘草、生天南星、白芷、天花粉。

【功效主治】清热解毒，消肿止痛。用于热毒瘀滞肌肤所致疮疖肿痛，症见肌肤红、肿、热、痛，亦可用于跌打损伤。

【剂型与规格】散剂，每袋装 12g。

【用法与用量】外用。红肿，烦热，疼痛，用清茶调敷；漫肿无头，用醋或葱酒调敷；亦可用植物油或蜂蜜调敷。1 日数次。

【注意事项】

①本品为外用药，不可内服。

②用毕洗手，切勿接触眼睛、口腔等黏膜处。皮肤破溃处禁用。

③忌辛辣刺激性食物。

④本品不宜长期或大面积使用，用药后局部出现皮疹等过敏表现者应停用。

⑤用药 3 天症状无缓解，应去医院就诊。

⑥对本品过敏者禁用，过敏体质者慎用。

⑦本品性状发生改变时禁止使用。

腮 腺 炎 片

【药物组成】蓼大青叶 150g，板蓝根 150g，连翘 150g，蒲公英 150g，夏枯草 100g，牛黄 1g。

【功效主治】清热解毒，消肿散结。主治腮腺炎。

【剂型与规格】片剂，每片 0.3g。

【用法与用量】口服。1 次 6 片，日 3 次。

赛金化毒散

【药物组成】牛黄、黄连、大黄、大黄（酒炒）、珍珠、赤芍、川贝母、雄黄、冰片、乳香（制）、没药（制）、天花粉、甘草等 13 味。

【功效主治】清热解毒。用于小儿毒火内热，口疮、咽炎、咳嗽、便秘。

【剂型与规格】散剂，每袋装 0.5g。

【用法与用量】口服：1～3 岁 1 次 0.5g，1 日 2 次。周岁以下酌减。

【临床应用】口疮。

三 拗 片

【药物组成】炙麻黄 6g，炒杏仁 6g，甘草 6g，前胡 9g，桔梗 6g，紫菀 9g，马兜铃 12g，百部 6g，百合 15g，麦冬 9g，五味子 6g，川贝母 6g。

【功效主治】宣肺解表。用于风寒袭肺证，症见咳嗽声重，咳嗽痰多，痰白清稀；急性支气管炎病情轻者见上述证候者。

【用法与用量】口服。1次2片，1日3次。7天一疗程。

【注意事项】运动员慎用。

小儿宣肺止咳颗粒

【药物组成】前胡、薄荷、桑白皮、苦杏仁等。

【功效主治】宣肺解表，清热化痰。用于小儿外感咳嗽，痰热壅肺所致的咳嗽痰多、痰黄黏稠、咳痰不爽。

【剂型与规格】颗粒剂，每袋装8g。

【用法与用量】用温开水冲服，一岁以内1次1/3袋，1~3岁1次2/3袋，4~7岁1次1袋，8~14岁1次1.5袋，一日3次。3天为一疗程。

【注意事项】

①忌食辛辣、生冷、油腻食物。

②按照用法与用量服用，服药3天症状无改善或服药期间症状加重者，应及时就医。

③对本品过敏者禁用，过敏体质者慎用。

④本品性状发生改变时禁止使用。

三　金　片

【药物组成】金樱根、菝葜、羊开口、金沙藤、积雪草。

【功效主治】清热解毒，利湿通淋，益肾。用于下焦湿热所致的热淋、小便短赤、淋沥涩痛、尿急频数；急慢性肾盂肾炎、膀胱炎、尿路感染见上述证候者。

【剂型与规格】片剂，每片相当于原药材3.5g。

【用法与用量】口服，1次3片，1日3~4次。

【注意事项】

①忌烟、酒及辛辣食物。

②不宜在服药期间同时服用滋补性中药。

③有高血压、心脏病、糖尿病（糖衣片禁服）、肝病、肾病等慢性病严重者慎用。

④服药3天症状无缓解，应去医院就诊。

⑤对本品过敏者禁用，过敏体质者慎用。

⑥本品性状发生改变时禁止使用。

桑 椹 膏

【功效主治】补肝肾，益精血。用于肝肾精血亏损引起的身体消瘦，腰膝酸软，盗汗，头晕眼花，口渴咽干。

【剂型与规格】膏剂，每瓶装50g。

【用法与用量】口服，1次10g，1日2次。

【注意事项】

①忌油腻食物。

②感冒病人不宜服用。

③服药两周或服药期间症状无改善，或症状加重，或出现新的严重症状，应立即停药并去医院就诊。

④糖尿病患者慎用。

⑤对本品过敏者禁用，过敏体质者慎用。

⑥本品性状发生改变时禁止使用。

射干利咽口服液

【药物组成】射干、桔梗、升麻、芒硝、川木通、百合、甘草（制）等。

【功效主治】降火解毒，利咽止痛。用于小儿急性咽炎属肺胃热盛证。

【剂型与规格】口服液，每支装 10ml。

【用法与用量】口服。2～5 岁，每次 1 支，每日三次；6～9 岁，每次 2 支，每日 2 次；10 岁以上每次 2 支，每日三次。疗程 4 天。

【不良反应】服药后偶可见恶心，明显者宜停药。

【注意事项】

①忌辛辣、鱼腥食物。

②脾胃虚寒大便溏者慎用。

③急性咽炎服药 1～4 天症状无改善或加重者，应去医院就诊。

④对本品过敏者禁用，过敏体质者慎用。

⑤本品性状发生改变时禁止使用。

肾　炎　片

【药物组成】一枝黄花、马鞭草、白茅根、车前草、葫芦壳、白前。

【功效主治】清热解毒，利水消肿。用于急慢性肾炎和泌尿道感染。

【剂型与规格】片剂，每片 0.35g。

【用法与用量】口服，1 次 6～8 片，1 日 3 次。

肾炎消肿片

【药物组成】苍术、陈皮、大腹皮、冬瓜皮、茯苓、桂枝、黄柏、姜皮、椒目、香加皮、益母草、泽泻。

【功效主治】健脾渗湿，通阳利水。用于急、慢性肾炎脾虚湿盛证候。临床表现为肢体浮肿，晨起面肿甚，午后腿肿较重，按之凹陷，身体重困，尿少，脘胀食少，舌苔白腻，脉沉缓。

【剂型与规格】片剂，每片 0.56g。

【用法与用量】口服，1 次 4～5 片，1 日 3 次。

十全大补丸

【药物组成】党参、白术（炒）、茯苓、甘草（蜜制）、当归、白芍（酒炒）、川芎、熟地黄、黄芪（蜜制）、肉桂。

【功能与主治】温补气血。用于气血两虚，面色苍白，气短心悸，头晕自汗，四肢不温。

【剂型与规格】丸剂，每 10 丸 0.6g。

【用法与用量】口服，1 次 6g，1 日 2 次。

【注意事项】

①忌食生冷、油腻食物。

②外感风寒、风热，实热内盛者不宜服用。

③本品宜饭前服用或进食同时服。

④服药期间出现口干，便干，舌红，苔黄等症应去医院就诊。

⑤对本品过敏者禁用，过敏体质者慎用。

⑥本品性状发生改变时禁止使用。

⑦孕妇忌服。

疏 清 颗 粒

【药物组成】生石膏、大青叶、桑叶、芦根、甘草等。

【功效主治】清热解毒，宣泄肺胃。用于小儿外感风热证，症见：发热、鼻塞、咽痛、流涕、口渴、咳嗽、汗出。

【剂型与规格】颗粒剂，每袋装 6g。

【用法与用量】开水冲服。1 岁以下，1 次 3g；1～3 岁，1 次 6g；4～6 岁，1 次 9g；7 岁以上，1 次 12g。1 日 3 次。

【药理作用】

①解热降温：用本药对三联菌苗所致家兔发热和酵母菌所致的大鼠发热有明显降温作用。

②抗病毒：实验室和动物实验证明，本药对流感病毒有抑制作用，能提高病毒感染小鼠的存活率，其保护作用类似银黄冲剂。

③本药对免疫功能有调节作用：能减轻环磷酰胺对大鼠淋巴系统的抑制作用；提高小鼠单核巨噬细胞的吞噬功能；小剂量时可提高小鼠脾细胞分泌溶血素的功能，促进体内 IgM 的生成。

④对病毒感染的病儿免疫功能有调节作用。

【临床应用】

①中医：风热感冒。

②西医：急性上呼吸道感染。

【不良反应】个别患者发生恶心，呕吐，腹泻。

【注意事项】

①忌辛辣生冷油腻食物。

②风寒感冒者不适用，表现为恶寒发热，无汗、咳嗽、喉痒、流清涕、咽不红。

③按照用法与用量服用，服药 3 天症状无改善或服药期间症状加重者，应及时就医。

④脾胃虚弱，大便稀溏者慎用。

⑤对本品过敏者禁用，过敏体质者慎用。

⑥本品性状发生改变时禁止使用。

⑦肝功能严重损害者禁用。

舒血宁注射液

【药物组成】银杏叶提取物 17.5mg，其中黄酮苷类

4.2mg，银杏内酯 A 0.30mg。

【功效主治】扩张血管，改善微循环。用于缺血性心脑血管疾病，冠心病，心绞痛，脑栓塞，脑血管痉挛等。

【剂型与规格】注射液，每支装 5ml。

【用法与用量】肌内注射，1 次 2~4ml，1 日 1~2 次。静脉滴注，每日 5ml，用 5% 葡萄糖注射液 250ml 或 500ml 稀释后使用，或遵医嘱。

【药理作用】调节血管张力，拮抗 PAF，抑制血小板凝聚，降低血液黏度，增加缺血脏器血流量。改善微循环及血液流变，清除自由基，减轻有害物质的损害，保护神经细胞。

【不良反应】极少见过敏反应。

【注意事项】

①本品是纯中药制剂，保存不当可能影响产品质量。

②发现药液出现混浊、沉淀、变色、漏气等现象时不能使用。

③孕妇及心力衰竭者慎用。对酒精严重过敏者慎用。

双黄连口服液

【药物组成】金银花、黄芩、连翘。

【功效主治】清热解毒。用于风热感冒发热，咳嗽，咽痛。

【剂型与规格】口服液，每支装 10ml。

【用法与用量】口服，1 次 2 支，1 日 3 次。

【药理作用】

①双黄连口服液主要有抑菌、抗病毒、增强免疫力的作用。

②双黄连口服液对多种病菌有抑制作用，如链球菌、肺炎双球菌、金葡球菌、伤寒杆菌、副伤寒杆菌、大肠杆菌、绿脓

杆菌、福氏杆菌、宋内氏杆菌、志贺氏杆菌、鲍氏杆菌、革兰氏阴性菌、革兰氏阳性菌、小肠结肠炎耶氏菌等。抑制病毒包括流感病毒甲、乙型、上呼吸道合胞病毒、腺病毒、柯萨奇病毒、艾可病毒、流行性腮腺炎病毒、带状疱疹病毒等。还具有消炎、解热、镇痛作用以及提高细胞免疫作用，调节和增强机体的多种免疫功能。此外还具有解热和消炎作用。

【注意事项】

①忌烟、酒及辛辣、生冷、油腻食物。

②不宜在服药期间同时服用滋补性中成药。

③风寒感冒者不适用，其表现为恶寒重，发热轻，无汗，鼻塞流清涕，口不渴，咳吐稀白痰。

④有高血压、心脏病、肝病、糖尿病、肾病等慢性病严重者、孕妇或正在接受其他治疗的患者慎用。

⑤服药三天后，症状无改善，或出现发热咳嗽加重，并有其他症状如胸闷、心悸等时应去医院就诊。

⑥不宜长期服用。

⑦药品性状发生改变时禁止服用。

双黄连注射液

【药物组成】金银花、黄芩、连翘。

【功效主治】清热解毒，清宣风热。用于外感风热引起的发热、咳嗽、咽痛。适用于病毒及细菌感染的上呼吸道感染、肺炎、扁桃体炎、咽炎等。

【剂型与规格】注射液，每支装 20ml。

【用法与用量】静脉注射，1 次 10～20ml，1 日 1～2 次。静脉滴注，每公斤体重 1ml，加入生理盐水或 5%～10% 葡萄糖溶液中。肌注 1 次 2～4ml，1 日 2 次。

【合理配伍】

①与复方葡萄糖注射液同用，使本品疗效降低。

②与氨基苷类同用产生沉淀，疗效丧失。

③与红霉素同用，超过 1.2g 即产生沉淀。

④与地塞米松同用，治疗小儿病毒性肺炎时，影响疗效，使病程加长。

⑤与环丙沙星同用，可产生沉淀。

【不良反应】

①变态反应：以荨麻疹最多，少数出现花斑样血斑。

②过敏性休克：一般于注射后数秒至 5 分钟内发生，先是局部瘙痒、皮疹，继而心慌、胸闷、呼吸困难、发绀、血压下降，很快出现意识丧失和肢体抽搐，个别出现呼吸、心跳骤停。

③消化系统：恶心、呕吐、肠痉挛、腹泻、黄疸等。一般为一过性，停药或常规处理即可恢复。

④循环系统：静脉炎、血管疼痛、血压升高、房颤、短暂心跳过速，停药后对症治疗均能恢复。

⑤神经系统：神志不清、头晕、头痛。

【注意事项】

①用药前要认真询问病人对本品的过敏史，对本品有过敏史的患者应慎用，对本品有过敏体质的患者应避免使用。

②咳喘病、严重血管神经性水肿、静脉炎患者对本品有过敏史、年老体弱、心肺严重疾患者应避免使用。

③使用本品时不应与其他药品混用，最好单用。

④15 岁以下，50 岁以上患者使用本品时应注意监护。

⑤不得超剂量或浓度（建议静脉滴注时药液浓度不应超过 15%）应用，尤其是儿童，要严格按体重计算用量。

⑥静脉滴注双黄连注射液应遵循先慢后快的原则。开始滴

注时应为 20 滴/分钟，15～20 分钟后，患者无不适，可改为 40～60 滴/分钟，并注意监护病人有无不良反应发生。

⑦本品与生理盐水或 5%～10% 葡萄糖溶液配伍时如出现沉淀，请勿使用（双黄连注射液的最佳配伍 PH 值为 4.98～5.45）。

⑧首次用药应密切注意观察，一旦出现皮疹、瘙痒、颜面充血，特别是出现心悸、胸闷、呼吸困难、咳嗽等症状应立即停药，及时给予脱敏治疗。

四 妙 丸

【药物组成】苍术 125g，牛膝 125g，黄柏（盐炒）250g，薏苡仁 250g。

【功效主治】清热利湿。用于湿热下注，足膝红肿，筋骨疼痛。

【剂型与规格】水丸，每袋装 6g。

【用法与用量】口服，1 次 6g，1 日 2 次。

苏子降气丸

【药物组成】紫苏子（炒）、厚朴、前胡、甘草、姜半夏、陈皮、沉香、当归。

【功效主治】降气化痰。用于痰多色白，咳嗽喘促，气短胸闷，动则加剧。

【剂型与规格】丸剂，每 13 粒 1g。

【用法与用量】口服，1 次 6g，1 日 1～2 次。

【注意事项】

①忌烟、酒及辛辣食物。

②阴虚燥咳者忌服，其表现为干咳少痰、咽干咽痛、口干舌燥。

③有支气管扩张、肺脓疡、肺结核、肺心病的患者及孕妇慎用。

④服用三天，症状无改善，应去医院就诊。

⑤不宜长期服用。

⑥对本品过敏者禁用，过敏体质者慎用。

⑦本品性状发生改变时禁止使用。

缩 泉 丸

【药物组成】乌药、川椒、吴茱萸（九蒸九晒）、益智（炒）等。

【功效主治】补肾缩尿。用于肾虚之小便频数，夜卧遗尿。

【剂型与规格】丸剂，每20粒1g。

【用法与用量】口服，1次3～6g，1日3次。

【注意事项】

①忌辛辣、生冷、油腻食物。

②感冒发热病人不宜服用。

③本品宜饭前服用。

④高血压、心脏病、肝病、糖尿病、肾病等慢性病患者慎用。

⑤服药2周症状无缓解，应去医院就诊。

⑥对本品过敏者禁用，过敏体质者慎用。

⑦药品性状发生改变时禁止服用。

太和妙灵丹

【药物组成】钩藤、僵蚕、全蝎、天麻、羌活、荆芥穗、防风、柴胡、薄荷、蓼大青叶、金银花、法半夏、天竺黄、天南星、化橘红、赤芍、栀子（姜制）、黄芩、关木通、麦冬、玄参、甘草、羚羊角粉、琥珀粉、朱砂、冰片。

【功效主治】散寒解表，清热镇惊，化痰止咳。用于小儿肺胃痰热，外感风寒引起的发烧恶寒，头痛鼻塞，咳嗽气促，烦躁不安，内热惊风，四肢抽搐。

【剂型与规格】丸剂，每丸3g。

【用法与用量】用薄荷汤或温开水送服，一次1丸，一日2次；周岁以内小儿酌减。

太子金颗粒

【药物组成】太子参、穿山甲（制），鳖甲（醋制）、枳实（炒）、砂仁、鸡内金（醋制）、山楂（炒焦）。

【功效主治】健脾和胃，消积增食。用于小儿乳食内滞所致厌食，消化不良，脘腹胀满，面色无华，体形消瘦，大便失调的辅助治疗。

【剂型与规格】颗粒剂，每袋装3g。

【用法与用量】口服，1~3岁1次1/3袋。3~6岁1次1~1.5袋。6~9岁1次1.5~3袋。9~12岁1次3~4.5袋。1日3~4次，或遵医嘱。

【注意事项】

①忌食生冷油腻及不易消化食物。

②婴儿慎服。

③感冒时不宜服用。

④长期厌食，体弱消瘦者，及腹胀重、腹泻次数增多者慎服。

⑤服药7天症状无缓解，应去医院就诊。

⑥对本品过敏者禁用，过敏体质者慎用。

⑦药品性状发生改变时禁止服用。

⑧糖尿病患儿禁服。

痰热清注射液

【药物组成】黄芩、熊胆粉、山羊角、金银花、连翘。

【功效主治】清热，解毒，化痰。用于风温肺热病属痰热阻肺证，症见：发热、咳嗽、咯痰不爽、口渴、舌红、苔黄等。可用于急性支气管炎、急性肺炎（早期）出现的上述症状。

【剂型与规格】注射液，每支装 10ml。

【用法与用量】静脉滴注，1 次 20ml，加入 5% 葡萄糖注射液 500ml，注意控制滴数在 60 滴/分内，1 日 1 次。

【合理配伍】不得与含酸性成分的注射剂混合使用。

【注意事项】

①使用前，在振摇时发现有漂浮物出现或产生浑浊，则不得使用。

②使用本品时，注意观察不良反应。

③尚未有老年人、儿童应用本品的临床研究资料。

天黄猴枣散

【药物组成】天竺黄 25g，天麻（制）25g，猴枣 2.5g，珍珠 15g，胆南星 25g，僵蚕 15g，冰片 5.0g，薄荷脑 0.05g，牛黄 7.5g，珍珠层粉 14.95g，全蝎 15g。

【功效主治】除痰定惊，祛风清热。用于小儿痰多咳喘，发热不退，惊悸不眠等症。

【用法与用量】口服，1~4 岁 1 次 0.15g，4 岁以上 1 次 0.3g，1 日 1~2 次。

【不良反应】猴枣散不宜与四环素配伍。因为猴枣散中含 Ca^{2+}、Mg^{2+}，与四环素形成螯合物可影响吸收。另外缺铁性贫血服用铁剂期间不宜与猴枣散配伍，因为猴枣散是含硼砂的中成药，可使 Fe^{3+} 很难还原成 Fe^{2+} 而影响吸收。

【注意事项】感冒发烧、热盛火旺者忌服，孕妇忌服。

天麻钩藤颗粒

【药物组成】天麻、钩藤、石决明、栀子、黄芩、牛膝、杜仲（盐制）、益母草、桑寄生、首乌藤、茯苓。

【功效主治】平肝息风，清热安神。用于肝阳上亢，高血压等所引起的头痛、眩晕、耳鸣、眼花、震颤、失眠。

【剂型与规格】颗粒剂，每袋装 5g。

【用法与用量】开水冲服，1 次 5g，1 日 3 次，或遵医嘱。

【注意事项】

①忌辛辣、生冷、油腻食物。

②不宜在服药期间同时服用滋补性中药。

③婴儿及糖尿病患儿慎服。

④高血压、心脏病患儿慎用。

⑤本品是以清宣肺热，止咳平喘为主，可以在小儿发热初起，咳嗽不重的情况下服用，若见高热痰多，气促鼻扇者应及时去医院就诊。

通心络胶囊

【药物组成】人参、水蛭、全蝎、赤芍、蝉蜕、土鳖虫、蜈蚣、檀香、降香、乳香（制）、酸枣仁（炒）、冰片。

【功效主治】益气活血，通络止痛。用于冠心病、心绞痛属心气虚乏、血瘀络阻证，症见胸部憋闷，刺痛、绞痛，固定不移，心悸自汗，气短乏力，舌质紫暗或有瘀斑，脉细涩或结代。亦用于气虚血瘀阻络型中风病，症见半身不遂或偏身麻木，口舌歪斜，言语不利。

【剂型与规格】胶囊剂，每粒装 0.26g。

【用法与用量】口服。1次2~4粒，1日3次。

【药理作用】本品可改善急性心肌缺血程度，缩小心肌梗死范围。还可增加冠脉血流量，本品有缩小脑梗死面积的作用，本品有一定的降低血液黏度，抑制血小板聚集，延长凝血时间的作用。

【不良反应】个别患者用药后可出现胃部不适。

【注意事项】出血性疾患，孕妇及妇女经期及阴虚火旺型中风禁用。

通宣理肺口服液

【药物组成】紫苏叶、前胡、桔梗、麻黄、半夏、陈皮、苦杏仁、茯苓、枳壳、黄芩。

【功效主治】解表散寒，宣肺止嗽。用于风寒感冒咳嗽，咯痰不畅，发热恶寒，鼻塞流涕，头痛无汗，肢体酸痛。

【剂型与规格】口服液，每支10ml。

【用法与用量】口服，1次20ml，1日2~3次。

【注意事项】

①忌烟、酒及辛辣食物。

②有支气管扩张、肺脓疡、肺结核、肺心病、高血压的患者及孕妇慎服。

③服用三天，症状无改善，应去医院就诊。

④对本品过敏者禁用，过敏体质者慎用。

⑤本品性状发生改变时禁止使用。

童 康 片

【药物组成】白术（炒）、陈皮、防风、黄芪、牡蛎、山药。

【功效主治】补肺固表，健脾益胃，提高机体免疫功能。

用于体虚多汗，易患感冒，倦怠乏力，食欲不振。

【剂型与规格】片剂，每素片 0.2g。

【用法与用量】口服，1 次 3～4 片，1 日 4 次，嚼碎后吞服，需连服三个月。

【注意事项】

①忌油腻食物。

②本品宜饭前服用。

③对本品过敏者禁用，过敏体质者慎用。

④本品性状发生改变时禁止使用。

娃娃宁泡腾片

【药物组成】琥珀、天竺黄、钩藤、党参、白术、茯苓等。

【功效主治】解热祛风，镇惊安神。用于感冒发热、惊恐不安、脾胃虚弱、呕吐腹泻等。

【剂型与规格】每片重 0.30g，12 片×2 板/盒（可服用 4～8 天，200 盒/每件）。

【用法与用量】口服，将药片放杯中（或药勺中），加少许开水，使其自然发泡溶解后即可服用。用量：6 个月以下（含 6 个月），1 次 1 片，1 日 3 次；6 个月～1 岁，1 次 2 片，1 日 2 次；1～2 岁，1 次 3 片，1 日 2 次；2 岁以上遵医嘱。

【药理作用】全方具有延长戊巴比妥钠所致小鼠的睡眠时间；延长士的宁诱发小鼠的惊厥潜伏期作用。

【临床应用】

①治疗小儿惊恐夜啼与脾虚泄泻的总显效率为 80%，总有效率为 92.67%。

②治疗小儿惊恐夜啼与脾虚泄泻的有效率分别为 91% 与 96%，具有镇惊安神、健脾止泻的作用。

③对小儿惊恐所致抽搐、发热症状的有效率分别为71.42%与85.72%。对小儿感冒夹惊和感冒发热的有效率分别为93%与85.72%。

【注意事项】忌食辛辣物。

【其他剂型】颗粒剂，散剂。

万应锭（胶囊）

【药物组成】胡黄连、黄连、儿茶、冰片、香墨、熊胆、麝香、牛黄、牛胆汁。

【剂型与规格】水丸，每10丸1.5g。

【功效主治】清热，镇惊，解毒。用于小儿高热，烦躁易惊，口舌生疮，牙龈、咽喉肿痛。

【用法与用量】口服，一次2~4粒，3岁以下，每次1/2~1粒；一日1~2次。

【药理作用】

①抗菌：黄连和胡黄连对多种细菌均有抑制作用；胡黄连的水浸剂对某些真菌有抑制功效；儿茶对葡萄球菌、痢疾杆菌、伤寒杆菌、变形杆菌、白喉杆菌、绿脓杆菌等有一定的抑制作用，对流行性感冒病毒和一些真菌也有抑制作用；冰片、牛黄也有抗菌作用。

②冰片、牛黄有解热功效，冰片还有抗炎作用。

③熊胆、牛黄具有镇静、镇痛和抗惊厥作用。动物实验证实熊胆对戊四氮、士的宁和电刺激惊厥有抑制作用。对鹿角菜胶引起的动物脚爪水肿有对抗作用，但对晚期炎症效果不佳。

④香墨有止血消肿作用。

⑤麝香有镇惊开窍，清热止痛的功效。

⑥牛胆汁有清热解毒和消肿止痛的作用。

【临床应用】

①溃疡性口腔炎。

②小儿鹅口疮。

③急性扁桃体炎。

④呼吸道感染引起的高热、烦躁、易惊等症状。

⑤疖、痈及其他皮肤感染初起阶段。

⑥伴有热象的消化道和呼吸道出血等。

【注意事项】

①脾胃虚寒、无热象者不宜应用。

②不适宜用于慢性疾病。

王氏保赤丸

【药物组成】大黄、黄连、制南星、川贝、八豆霜、姜淀粉、荸荠粉等。

【功效主治】具有祛滞、健脾、祛痰的功能。

①小儿消化不良和成人胃肠功能失调所致乳滞、疳积、上腹饱胀、食欲不振、呕吐腹泻、便秘等。

②四时感冒所引起的发热咳嗽、痰厥惊风、喘咳痰鸣等。

③脾胃虚弱，发育不良。

【剂型与规格】丸剂。

【用法与用量】口服，小乳儿可以在哺乳时将药丸敷于乳头上，与乳汁一起服下；大孩子可放在柔软且易消化的食物中吃下；6个月以内，1次5粒；6个月~2岁，每增加一个月增加一粒；2~7岁，每增加半岁增加5粒。提示：病轻者每日一次，重者每日2~3次。

【药理作用】王氏保赤丸能明显提高松弛状态的胃肠道平滑肌紧张度，对处于紧张状态的胃肠道平滑肌有明显的松弛作用，表现为明显的双向调节作用。在体实验表明，王氏保赤丸能加速胃排空速度及推进肠道内容物的速度，对消化酶中的胃蛋白酶活性有明显的激活作用。毒性试验表明，本品最大耐受量相当于临床用量的 1000 倍。王氏保赤丸中的大黄、黄连等入胃大肠经，南星、川贝等入肺经，大肠与肺相表里，一并清热化痰、健脾消食，加速肺部湿啰音及痰鸣音的消失；其中还有姜淀粉、荸荠粉等健运脾胃。药理研究表明，王氏保赤丸具有清热化痰、抗菌消炎、补益脾胃、助消化、助生长发育等功能。少量大黄粉对多种革兰氏阳性与阴性菌在体外均有抗菌作用；黄连具有较广的抗菌谱；川贝中的生物碱贝宁具有良好的扩张支气管及化痰作用；制南星中的三萜皂苷有镇静祛痰作用。另据动物实验证明，王氏保赤丸对小鼠胃蛋白酶活性有促进作用。

【临床应用】

①小儿急性上呼吸道感染。

②小儿便秘等。

【不良反应】 本方中含有苦寒药如大黄、泻下药如巴豆霜，对小儿有一定的副作用。如严格按规定量服用，一般不会产生毒副作用。

【注意事项】

①应按规定量服用，不能超量服用。

②因含有大黄、巴豆霜等药，故本品不宜作为保健药长期服用。

胃 苏 冲 剂

【药物组成】 紫苏梗、香附、陈皮、香橼、佛手、枳壳、槟榔、鸡内金（制）。

【功能与主治】 理气消胀，和胃止痛。主治胃脘胀痛。

【剂型与规格】 冲剂，每袋装 15g。

【用法与用量】 口服，1 次 1 袋，1 日 3 次。15 天为一个疗程。

【药理作用】三种大鼠胃溃疡模型实验结果表明，本品可抑制胃液分泌，降低胃液酸度，抑制胃蛋白酶活性，减少溃疡面积，减轻溃疡程度。还有实验表明，本品可增强小鼠胃肠推进活动。

【注意事项】

①孕妇忌服。

②服药期间要保持情绪稳定，切勿恼怒。

③少吃生冷及油腻难消化的食品。

④常规用量效果不明显时，可在医师指导下增加剂量。糖尿病患者慎用。

⑤服药三天后症状未改善，应去医院就诊。

⑥药品性状发生改变时禁止服用。

【不良反应】偶有口干，嘈杂。

稳 心 颗 粒

【药物组成】党参、黄精、三七、琥珀、甘松。

【功效主治】步长稳心颗粒益气养阴，定悸复脉，活血化瘀。主治气阴两虚兼心脉瘀阻所致的心悸不宁，气短乏力，头晕心烦，胸闷胸痛。适用于各种原因引起的早搏、房颤、窦性心动过速等心律失常。

【剂型与规格】冲剂，每袋装 9g；每袋装 5g（无糖型）。

【用法与用量】开水冲服，1 次 1 袋，1 日 3 次，疗程四周，或遵医嘱。

【药理作用】经动物实验，结果表明，本品对心律失常有较好的调整，可改善微循环，并增强心肌的收缩力。

【不良反应】偶见轻度头晕，恶心，一般不影响用药。

【注意事项】孕妇慎用。

五福化毒丸

【药物组成】水牛角浓缩粉、连翘、青黛、黄连、牛蒡子（炒）、玄参、地黄、桔梗、芒硝、赤芍、甘草。

【功效主治】清热解毒，凉血消肿。用于血热毒盛，小儿疮疖，咽喉肿痛，口舌生疮，牙龈出血。

【剂型与规格】丸剂，每 100 丸 50g。

【用法与用量】口服。1 次 2g（4 丸），1 日 2～3 次。

五子衍宗丸

【药物组成】枸杞子、菟丝子（炒）、覆盆子、五味子（蒸）、车前子（盐炒）。辅料为赋形剂蜂蜜。

【功效主治】补肾益精。五子衍宗丸用于肾虚精亏所致的阳痿不育、遗精早泄、腰痛、尿后余沥。

【剂型与规格】丸剂，每 100 粒 10g。

【用法与用量】口服。1 次 6g，1 日两次。

【注意事项】

①忌不易消化食物。

②治疗期间，宜节制房事。

③感冒发热病人不宜服用五子衍宗丸。

④有高血压、心脏病、肝病、糖尿病、肾病等慢性病严重者慎用。

⑤服药 4 周症状无缓解，应去医院就诊。

⑥对五子衍宗丸过敏者禁用，过敏体质者慎用。

⑦本品性状发生改变时禁止使用。

午时茶颗粒

【药物组成】苍术、柴胡、羌活、防风、白芷、川芎、广藿香、连翘、前胡、陈皮、枳实、紫苏叶、厚朴（提取挥发油）。

【功效主治】解表和胃。用于感受风寒，恶寒发热，内有食积，或伴有呕吐、泄泻。

【剂型与规格】颗粒剂，每袋装6g。

【用法与用量】开水冲服，1次1袋，1日1~2次。

【注意事项】

①忌烟、酒及辛辣、生冷、油腻食物。

②风热感冒者不适用。

③糖尿病患者及有高血压、心脏病、肝病、肾病等慢性病严重者慎用。

④发热体温超过38.5℃的患者，应去医院就诊。

⑤吐泻严重者应及时去医院就诊。

⑥服药3天症状无缓解，应去医院就诊。

⑦对本品过敏者禁用，过敏体质者慎用。

⑧本品性状发生改变时禁止使用。

西 瓜 霜

【药物组成】西瓜霜、硼砂（煅）、黄柏、黄连、山豆根、射干、浙贝母、青黛、冰片、无患子（炭）、大黄、黄芩、甘草、薄荷脑。

【功效主治】西瓜霜喷剂具有清热解毒，消肿止痛之功。用于风热上攻、肺胃热盛所致的乳蛾、喉痹、口糜，症见咽喉肿瘤、喉核肿大、口舌生疮、牙龈肿痛或出血；急、慢性咽炎，扁桃体炎，口腔炎，口腔溃疡，牙龈炎见上述证候者及轻度烫伤（表皮未破）者。

【剂型与规格】散剂，每瓶装2.5g。

【用法与用量】外用，喷、吹或敷于患处，一次适量，

1日数次；重症者兼服，1次1~2g，1日3次。

【注意事项】

①忌烟酒、辛辣、鱼腥食物。

②不宜在服用西瓜霜喷剂期间同时服用滋补性中药。

③有高血压、心脏病、肝病、糖尿病、肾病等慢性病严重者慎用。

④扁桃体有化脓或口糜严重患者应去医院就诊。

⑤发热体温超过38.5℃的患者应去医院就诊。

⑥口腔内喷或敷药时请不要呼吸，以防药粉进入呼吸道而引起呛咳。用药后半小时内不得进食、饮水。

⑦严格按用法与用量应用，西瓜霜喷剂不宜长期应用。

⑧用药3天症状无缓解，应去医院就诊。

⑨对西瓜霜喷剂过敏者禁用，过敏体质者慎用。

⑩药品性状发生改变时禁止应用。

锡 类 散

【药物组成】象牙屑、青黛、壁钱炭、人指甲（滑石粉制）、珍珠、冰片、人工牛黄。

【功效主治】解毒化腐。用于咽喉糜烂肿痛。

【剂型与规格】散剂，每瓶装0.5g。

【用法与用量】每用少许，吹敷患处，1日1~2次。

【禁忌】对本药品过敏者禁用。

喜炎平注射液

【药物组成】穿心莲内酯磺化物。

【功效主治】清热解毒，止咳止痢。用于支气管炎，扁桃体炎，细菌性痢疾等。

【剂型与规格】每支装2ml；5ml；10ml。

热毒宁注射液

【药物组成】青蒿、金银花、栀子。

【功效主治】清热，疏风，解毒。用于上呼吸道感染（外感风热证）所致的高热、微恶风寒、头身痛、咳嗽、痰黄等症。

【剂型与规格】注射液，每支装 10ml。

【用法与用量】静脉滴注。1 次 20ml（2 支），以 5% 葡萄糖注射液或 0.9% 生理盐水注射液 250ml 稀释后静脉滴注，滴速为 30 ~ 60 滴/分钟，1 次/日，疗程三天。或遵医嘱。

香　连　丸

【药物组成】木香、黄连（吴茱萸制），辅料为米醋。

【功效主治】清热燥湿，行气止痛，用于热痢，赤白痢疾，久郁，心胸不快，痞塞烦痛，嘈杂干呕吞酸。

【剂型与规格】3g×3 瓶/盒。

【用法与用量】1 次 3 ~ 6g，1 日 2 ~ 3 次。

【注意事项】

①孕妇慎用。

②忌食辛辣，油腻食物。

③服药三天后症状未改善，应去医院就诊。

④药品性状发生改变时禁止服用。

香砂养胃丸

【药物组成】木香、砂仁、白术、陈皮、茯苓、半夏（制）、香附（醋制）、枳实（炒）、豆蔻（去壳）、厚朴（姜制）、广藿香、甘草。辅料为生姜、大枣、滑石粉、四氧化三铁。

【功效主治】温中和胃。用于不思饮食，呕吐酸水，胃脘满闷，四肢倦怠。

【剂型与规格】丸剂，每8丸相当于原生药3g。

【用法与用量】口服，1次9g或8丸，1日3次。

【注意事项】

①忌生冷油腻食物。

②胃痛症见胃部灼热，隐隐作痛，口干舌燥者不宜服用本药。

③服药三天后症状无改善，或服药期间症状加重，应去医院就诊。

④不宜长期服用。

⑥本品宜用温开水送服。

⑦药品性状发生改变时禁止服用。

消食健儿糖浆

【药物组成】南沙参、白术、山药、谷芽、麦芽、九香虫、蔗糖。

【功效主治】健脾消食。适用于小儿慢性腹泻，食欲不振及营养不良等症。

【剂型与规格】糖浆，每瓶装120ml。

【用法与用量】口服。3岁以上小儿1次5ml，3岁以上儿童每次10ml，1日3次。

【药理作用】

①山药、白术：有改善消化功能，增强机体的非特异免疫功能的作用。

②谷芽、麦芽：含淀粉酶，有促进消化的作用，麦芽还有增进胃酸和胃蛋白酶的分泌和降血压的作用。

③南沙参：有祛痰、强心和抗真菌作用。

【临床应用】

①小儿营养不良。

②消化不良。

③缺铁性贫血。

④小儿厌食症等。

【其他剂型】冲剂，口服，3岁以上，1次10g；3岁以下，1次5g；1日3次。

消炎利胆片

【药物组成】穿心莲、溪黄草、苦木。

【功效主治】清热，祛湿，利胆。用于肝胆湿热引起的口苦、胁痛；急性胆囊炎、胆管炎。

【剂型与规格】糖衣片。

【用法与用量】口服，1次6片，1日3次。

小儿白贝止咳糖浆

【药物组成】白屈菜、瓜蒌、半夏（矾制）、平贝母。

【功效主治】清热解毒，化痰止咳。用于痰火壅肺，咳痰黄稠或痰中带血，胸胁胀痛，以及火热灼肺，痰阻气道所致咳嗽。

【剂型与规格】糖浆剂，每瓶装100ml。

【用法与用量】口服，6个月以内，1次1～5ml；7～12个月，1次5～15ml；1～3岁，1次20ml；3～6岁，1次20～25ml；6～9岁，1次25～30ml；9岁以上，1次30～50ml。1日3次。

小儿百乐片

【药物组成】麦冬、钩藤、僵蚕、金银花、天花粉、玄参、大黄、连翘、川贝母、桔梗、橘红、陈皮、薄荷脑、荆芥油、天竺黄、甘草、牛蒡子、六神曲（焦）、麦芽（焦）、山楂（焦）、柴胡、水牛角浓缩粉、雄黄、朱砂、冰片、羚羊角、牛黄。

【功效主治】清热散风，健胃消食。用于感冒伤风，发热头痛，咽喉红肿，呕吐咳嗽，高热，急惊风，停食停乳，消化不良。

【用法与用量】口服，1次2～4片，1日2次，周岁以内酌减。

【临床应用】

①感冒夹痰：症见发热恶寒，鼻塞流涕，咳嗽痰多，喉中痰鸣，苔白白腻，脉浮数。

②感冒夹滞：症见发热恶寒，鼻塞流涕，喷嚏咳嗽，腹胀便秘，不思乳食，或呕吐泄泻，口中气秽，舌红苔黄厚，脉滑。

③感冒夹惊：症见身热面赤，烦躁口渴，气粗痰鸣，甚至惊叫，惊厥，舌尖红，苔薄黄，脉弦数。

【注意事项】发热腹泻者忌服。

小儿宝泰康颗粒

【药物组成】连翘、地黄、竹叶、柴胡、玄参、桑叶、浙贝母、蒲公英、马蓝、滇紫草、桔梗、莱菔子、甘草。

【功效主治】解表清热，止咳化痰。用于小儿风热外感，症见发热、流涕、咳嗽。

【剂型与规格】颗粒剂，每袋装2.6g；4g；8g。

【用法与用量】温开水冲服，1岁以下1次2.6g（2/3袋），1～3岁1次4g（1袋），3～12岁1次8g（2袋），1日3次。

【药理作用】主要有解热，抑菌，抗病毒等作用。

①解热：小儿宝泰康冲剂对静脉注射伤寒三联菌苗引起的家兔发热，具有明显的解热作用，其 2g/kg 的解热作用与 0.05g/kg 的氨基比林相似，作用时间持续达 5 小时以上。

②抑菌、抗病毒：平板扩散法试验结果表明，50% 小儿宝泰康冲剂对金黄色葡萄球菌及变形杆菌具有高度抑制作用。在血凝板上经 1:2 和 1:4 稀释后对流感病毒有抑制作用。此外，试验还证明，本药能明显提高小鼠巨噬细胞吞噬和消化鸡红细胞的功能，即具有增强免疫功能的作用。但对小鼠淋巴细胞转化率无明显影响。

【临床应用】

①中医：用于小儿风热感冒。症见发热、微恶寒、咳嗽、咽痛、便秘、尿短赤、吐泻等症。

②西医：小儿急性上呼吸道感染（有发热、咳嗽、咽疼等症状）。

【注意事项】

①忌食辛辣、生冷、油腻食物。

②风寒感冒者不适用，表现为发热畏冷、肢凉、流清涕、咽不红者。

③婴儿慎用。

④脾虚易腹泻者慎服。

⑤服药 3 天症状无缓解，应去医院就诊。

⑥对本品过敏者禁用，过敏体质者慎用。

⑦本品性状发生改变时禁止使用。

⑧糖尿病患儿禁服。

【不良反应】个别病例有轻度胃肠道反应，无须特殊处理可以自愈。

小儿鼻炎片

【药物组成】藁本、防风、白芷、苍耳子（去刺炒）、蓼大青叶、蒲公英、升麻、甘草。

【功效主治】散风，清热。用于小儿慢性鼻炎。

【剂型与规格】片剂，每片 0.3g。

【用法与用量】口服，3～5 岁 1 次 3 片；5～10 岁 1 次 5 片；1 日 2～3 次。

【临床应用】症见鼻塞遇寒加重，鼻流清涕，量多；伴恶寒，发热，头痛，身痛，鼻黏膜充血轻，但肿胀较甚，舌苔薄白，脉浮紧。

【注意事项】风热感冒及阳暑感冒者禁用。

小儿肠胃康颗粒

【药物组成】鸡眼草、地胆草、谷精草、夜明砂、蚕砂、蝉蜕、谷芽、盐酸小檗碱、木香、党参、麦冬、玉竹、赤芍、甘草。

【功效主治】清热平肝，调理脾胃。用于肝热脾虚引起的食欲不振，面色无华，精神烦忧，夜寝哭啼，腹泻、腹胀；小儿营养不良见上述证候者。

【剂型与规格】颗粒剂，每袋装 5g。

【用法与用量】开水冲服。1 次 5～10g，1 日 3 次。

【药理作用】鸡眼草水浸剂在体外对四种痢疾杆菌（弗氏、宋氏、志贺氏、舒氏）和大肠杆菌无抗菌作用，仅醇浸液对弗氏痢疾杆菌显示微弱作用。长萼鸡眼草水浸液在体外对弗氏、舒氏、志贺氏痢疾杆菌均有一定的抗菌作用（平板法）。小儿肠胃康颗粒 12，24g（生药）·kg^{-1} 灌胃给药可以明显促进小鼠胃排空和小肠推进（$P < 0.05$ 或 $P < 0.01$）；4.8，

9.6，19.2g（生药）·kg^{-1}可以增加大鼠胃液量和胃蛋白酶活性，降低胃液 pH 值；24g（生药）·kg^{-1}可以抑制二甲苯致小鼠耳肿胀，降低醋酸引起的小鼠腹腔通透性升高（$P < 0.05$）。结论：小儿肠胃康颗粒能提高胃肠道功能并有抗炎作用。

【临床应用】临床上用于小儿营养紊乱所引起的食欲不振，面色无华，精神烦忧，发育迟缓等症的治疗。

①厌食：因肝经郁热，脾胃虚弱，运化失调所致，症见食欲不振，纳呆食少，面色无华，舌红苔薄黄，脉细或细数。

②腹泻：因肝热脾虚，运化失司所致，症见食欲不振，消瘦乏力，口干喜饮，腹胀肠鸣，大便稀薄，或夹有食物不消化残渣，舌红苔薄白或薄黄，脉细数。

③夜啼：因心肝积热，热扰神明所致，症见夜间啼哭不止，烦躁不安，面赤唇红，小便短赤，腹胀腹泻，舌红苔黄，脉数。

【不良反应】偶有恶心、呕吐、皮疹和药热，停药后即消失。

【注意事项】

①本品为清热调理脾胃之剂，不宜用于脾胃虚寒者。

②服药期间忌食生冷、油腻及不易消化食物。

③本药含有盐酸小檗碱，严格按用法与用量服用。若同时服用黄连素，应适当减量。

④对盐酸小檗碱过敏者、有溶血性贫血者禁用。

小儿豉翘清热颗粒

【药物组成】连翘、淡豆豉、薄荷、荆芥、栀子（炒）、大黄、青蒿、赤芍、槟榔、厚朴、黄芩、半夏、柴胡、甘草。

【功效主治】疏风解表，清热导滞。用于小儿风热感冒夹滞证，症见：发热咳嗽，鼻塞流涕，咽红肿痛，纳呆口渴，脘腹胀满，便秘或大便酸臭，溲黄。

【剂型与规格】颗粒剂，每袋装2g。

【用法与用量】开水冲服。6个月~1岁1次1~2g（半袋~1袋）；1~3岁1次2~3g（1袋~1袋半）；4~6岁1次3~4g（1袋半~2袋）；7~9岁1次4~5g（2袋~2袋半）；10岁以上1次6g（3袋）。1日3次。

【药理作用】药理试验表明，本品对小鼠巴豆油性耳肿和大鼠角叉菜胶足肿有抑制作用，对酵母引起的大鼠发热和消毒牛奶所引起的家兔非感染性发热，也均有降温作用。并能增加便秘小鼠的排便数量，降低醋酸引起的小鼠扭体次数，提高小鼠水浴甩尾的痛阈值。

小儿导赤丸

【药物组成】大黄、黄芩、连翘、黄连、栀子（姜炒）、木通、玄参、天花粉、赤芍、滑石。

【功效主治】清热泻火，利尿通便。用于火热内盛所致的口舌生疮、咽喉疼痛、心胸烦热、小便短赤、大便秘结。

【剂型与规格】大蜜丸，每丸3g。

【用法与用量】口服，1次1丸，1日2次，周岁以内小儿酌减。新生儿每服1/3丸，乳儿每服1/2丸，日服2次，温开水化成溶液送服，也可用灯心草1.5g，淡竹叶6g煎汤送服。

【药理作用】

①本方中有效成分为：黄连素、黄芩苷、黄芩素、大黄素、连翘酚、连翘苷、栀子素、木通苷、生物碱、天花粉蛋白、芍药苷、硅酸镁等。具有抗菌、抗病毒、抗炎、解热、镇痛、利尿、抗血小板聚集、止血等多种功效。

②黄芩、黄连、大黄、栀子、连翘、赤芍、天花粉、滑石粉等对多种致病菌有不同程度的抑制作用，尤以前五味作用

最强。

③黄芩、元参、赤芍、连翘等有抗炎作用，特别对炎症性渗出有抑制作用。赤芍、黄芩、黄连还有一定的镇痛作用。

④木通、大黄、黄连、连翘还有利尿功用。

⑤大黄、栀子、连翘有止血作用。

⑥其他：大黄有致泻和解热作用；黄芩、栀子、赤芍、黄连、玄参有降压功效；赤芍有解痉和抗惊厥作用。

【临床应用】

①口腔疾患：阿佛它性口腔溃疡，牙龈及牙周炎。

②病毒性心肌炎。

③血尿。

④泌尿系结石。

⑤眼科疾病：睑缘炎、睑边疖、结膜炎、疱疹性眼炎等。

⑥带状疱疹。

【注意事项】

①忌烟、酒及辛辣食物。

②不宜在服药期间同时服用滋补性中药。

③高血压、心脏病、肝病、糖尿病、肾病等慢性病严重者慎用。

④服药后大便次数增多且不成形者，应酌情减量。

⑤扁桃体有化脓或发热体温超过 38.5℃ 的患者应去医院就诊。

⑥脾虚便溏者慎用。

⑦严格按用法与用量服用，本品不宜长期服用。

⑧服药 3 天症状无缓解，应去医院就诊。

⑨对本品过敏者禁用，过敏体质者慎用。

⑩本品性状发生改变时禁止使用。

⑪大便次数多者忌用。

【其他剂型】片剂，口服，1次4片，1日2次，周岁以内酌减。

小儿肺咳颗粒

【药物组成】人参、茯苓、白术、陈皮、鸡内金、大黄（酒制）、鳖甲、地骨皮、北沙参、炙甘草、青蒿、麦冬、桂枝、干姜、附子（制）、瓜蒌、款冬花、紫菀、桑白皮、胆南星、黄芪、枸杞子。

【功效主治】健脾益肺，止咳平喘。用于肺脾不足，痰湿内壅所致咳嗽或痰多稠黄，咳吐不爽，气短，喘促，动辄汗出，食少纳呆，周身乏力，舌红苔厚；小儿支气管炎见以上证候者。

【剂型与规格】颗粒剂，每袋装3g。

【用法与用量】口服：开水冲服，1岁以下1次2g（2/3袋）；1~4岁1次3g（1袋）；5~8岁1次6g（2袋）；1日3次。

【药理作用】本药的综合作用为：增强阈下剂量苯巴比妥钠的催眠作用；有止咳、平喘、祛痰及健脾和胃，益气扶正作用。

【临床应用】

①有消化道症状的肺炎及支气管炎。

②轻症肺炎。

③重症肺炎的恢复期。

④迁延性肺炎和支气管炎。

【合理配伍】与降血糖药合用会产生拮抗作用；与氢氯噻嗪合用易导致低血钾；与水杨酸制剂合用易导致消化性溃疡。

【注意事项】高热咳嗽慎用。

小儿肺热咳喘口服液（颗粒）

【药物组成】麻黄、苦杏仁、石膏、甘草、金银花、连翘、知母、黄芩、板蓝根、麦冬、鱼腥草。

【功效主治】清热解毒，宣肺化痰。用于热邪犯于肺卫所致发热、汗出、微恶风寒、咳嗽、痰黄、或兼喘息、口干而渴。

【剂型与规格】口服液，每支装10ml。

【用法与用量】口服：1~3岁1次1支，1日3次；4~7岁1次1支，1日4次；8~12岁1次2支，1日3次，或遵医嘱。

【药理作用】金银花、黄芩、连翘、板蓝根、鱼腥草、麻黄具有广泛的抗菌谱，麦冬能促进白细胞的吞噬能力，增强机体免疫力，抑制病毒和细菌生长，金银花能抑制细菌体内蛋白质合成，破坏细菌超微结构，而对呼吸道炎症发挥明显治疗作用。甘草促进咽部和支气管黏膜的分泌，稀释浓稠痰液使之易于咳出。同时，麻黄与苦杏仁增加支气管纤毛的蠕动，促进气管分泌物的排出。苦杏仁中所含苦杏仁苷，抑制延脑咳嗽中枢，缓和炎症对它的刺激，镇咳作用持久。此中药还可抑制气管炎性刺激，阻止过敏介质释放，直接兴奋支气管平滑肌的 β 受体，激活腺苷酸环化酶，升高细胞内 CAMP，使平滑肌松弛，从而发挥显著平喘作用。上述诸药合为一剂，构成抗菌、消炎、祛痰、促进免疫之功能。

【临床应用】

①急性上呼吸道感染。

②支气管炎。

③支气管肺炎。

④辅助治疗毛细支气管炎的疗效，共计74例，显效62

例,有效 10 例,无效 2 例。总有效率 97.2%,小儿肺热咳喘口服液及平喘合剂联合治疗毛细支气管炎,疗效满意。

⑤治疗小儿荨麻疹 54 例。显效率为 96.29%。

【合理配伍】

①与四环素族、异烟肼配伍就会形成络合物,降低溶解度,影响吸收;与磷酸盐(磷酸氯化喹啉、磷酸可待因等)、硫酸盐(硫酸亚铁、硫酸甲苯磺丁脲等)配合使用,会产生沉淀,使疗效降低。

②与痢特灵、苯乙肼、复降片、降压灵和催眠镇静剂(苯巴比妥、氯丙嗪等)等合用会产生拮抗作用;与氨茶碱合用会增加毒性 2~3 倍;与肾上腺素合用会使血压升高;和地戈辛、洋地黄合用会增加对心脏的毒性。

③与降血糖药合用会产生拮抗作用;与氢氯噻嗪合用易导致低血钾;与水杨酸制剂合用易导致消化性溃疡。

④与可待因、吗啡、杜冷丁、苯巴比妥合用会加重麻醉,抑制呼吸。

【不良反应】偶见腹泻,停药后自行消失。

【注意事项】风寒闭肺、内伤久咳者不适用。

【其他剂型】颗粒剂,每袋装 3g。开水冲服,3 岁以下 1 次 3g,1 日 3 次。

小儿风热清口服液 (合剂)

【药物组成】金银花、连翘、板蓝根、薄荷、柴胡、牛蒡子、荆芥穗、石膏、黄芩、栀子、桔梗、赤芍等。

【功效主治】辛凉解表,清热解毒,止咳利咽。用于小儿风热感冒,发热,咳嗽,咳痰,鼻塞流涕,咽喉红肿疼痛。

【剂型与规格】口服液,每支装 10ml。

【用法与用量】口服,1~3 岁,1 次 10~20ml;3~6 岁,

一次 20 ~ 40ml；6 ~ 14 岁，1 次 30 ~ 60ml，1 日 4 次，用时摇匀。

【药理作用】本药具有解热、抗炎、抗菌、抗病毒（流感甲 1 型、甲 3 型、腺病毒 3 型和 7 型）和祛痰（相当于氯化铵）作用。

【注意事项】

①忌食辛辣生冷油腻食物。

②风寒感冒者不适用，表现为恶寒发热，无汗、咽痒咳嗽，咽不红肿。

③脾胃虚弱，大便稀溏者慎用。

④按照用法与用量服用，服药 3 天症状无改善或服药期间症状加重者，应及时就医。

⑤对本品过敏者禁用，过敏体质者慎用。

⑥本品性状发生改变时禁止使用。

【不良反应】偶有轻度恶心、溏便，一般不影响继续治疗。

小儿复方鸡内金散

【药物组成】鸡内金、六神曲。

【功效主治】健脾开胃，消食化积。用于小儿因脾胃不和引起的食积胀满，饮食停滞，呕吐泄泻。

【剂型与规格】散剂，每瓶装 2g。

【用法与用量】口服，1 岁以下，1 次 0.5g，1 日 3 次；1 岁以上 3 岁以下，1 次 1g，1 天 3 次；3 岁以上 7 岁以下，1 次 1.5g；1 天 3 次，7 岁以上，1 次 2g，1 天 3 次；重症患儿，1 次 2g，1 天 3 次。

【临床应用】

①疏肝健脾消积，用于消化不良、脾胃虚弱、脘腹胀满、

食积不化及小儿疳积等症。

②开胃消食、和中止吐，用于小儿厌食偏食，嗳气酸馊，恶心呕吐，不思饮食、烦躁不安，舌苔薄黄或垢腻。

③化滞止泻，用于小儿伤食泄及脾胃不合引起的腹泻、泻痢。症见脘腹胀满，肚腹作痛，痛则欲泻，泻后痛减，粪便酸臭，呈黄绿色稀薄液状，并夹有食物残渣或少许黏液。

【注意事项】

①忌食生冷及油腻食物。

②服药两周后症状未见好转，应及时去医院咨询医师。

③对本品过敏者禁用，过敏体质者慎用。

④本品性状发生改变时禁止使用。

小儿腹泻宁糖浆

【药物组成】党参、白术、茯苓、葛根、木香、广藿香、甘草。

【功效主治】补气健脾，和胃生津。用于小儿腹泻呕吐、口渴，消化不良，消瘦倦怠。

【剂型与规格】糖浆剂，每支装 10ml。

【用法与用量】口服。10 岁以上儿童 1 次 1 支，1 日 2 次；10 岁以下儿童酌减。

小儿腹泻贴

【药物组成】丁香、肉桂、荜茇。

【功效主治】温中健脾，散寒止泻。症见：腹痛、便溏、纳差、神疲。

【剂型与规格】1.2g×2 贴/盒，1.2g×4 贴/盒。

【用法与用量】贴于脐部，1 次 1 贴，48 小时换药一次。

【临床应用】用于小儿脾胃虚寒性腹泻轻证者。

【注意事项】

①用药期间忌食生冷油腻及不易消化食品。

②用药期间腹泻次数增加，病情加重者，应及时就诊。

③对贴剂皮肤过敏者不宜使用。

【不良反应】皮肤粘贴处可发生过敏反应。

小儿腹泻外敷散

【药物组成】吴茱萸、丁香、白胡椒、肉桂。

【功效主治】温里散寒，燥湿健脾，止痛止泻。用于胃肠虚寒性及消化不良性腹痛、腹泻。

【剂型与规格】散剂，每瓶装 5g。

【用法与用量】外用，用食醋调成糊状，敷于脐部，2 岁以下 1 次 1/4 瓶，2 岁以上 1 次 1/3 瓶；大便每日超过 20 次者，加敷涌泉穴，用量为 1/4 瓶，每 24 小时换药一次。

小儿香橘丸

【药物组成】木香、陈皮、苍术、白术、茯苓、甘草、白扁豆、山药、莲子、薏苡仁、山楂、麦芽、六神曲、厚朴、枳实、香附、砂仁、半夏、泽泻。

【功效主治】健脾和胃，消食止泻。用于小儿饮食不节引起的呕吐便泻，脾胃不和，身热腹胀，面黄肌瘦，不思饮食。

【用法与用量】口服，1 次 1 丸，1 日 3 次。周岁以内小儿酌减。

【注意事项】脾气虚弱无积滞者不宜服用。

小儿感冒茶（颗粒、口服液）

【药物组成】广藿香、菊花、连翘、大青叶、板蓝根、地黄、地骨皮、白薇、薄荷、石膏。

【功效主治】疏风解表，清热解毒。用于小儿风热感冒，症见发热、头胀痛、咳嗽痰黏、咽喉肿痛；流感见上述证候者。

【剂型与规格】茶剂，每块重6g。

【用法与用量】开水冲服，1岁以内1次6g，1~3岁1次6~12g，4~7岁1次12~18g，8~12岁1次24g，1日2次。

【药理作用】

①抑菌作用。

②抗炎作用。

③解热作用。

④毒性实验。未见任何不良反应。

【临床应用】以本品治疗小儿风热感冒40例，总有效率95.8%，总显效率73.3%。

【注意事项】

①忌辛辣、生冷、油腻食物。

②不宜在服药期间同时服用滋补性中药。

③婴儿慎用。

④风寒感冒者不适用。

⑤糖尿病患儿、脾虚易腹泻者慎用。

⑥发热体温超过38.5℃的患者，应去医院就诊。

⑦服药3天症状无缓解，应去医院就诊。

⑧对本品过敏者禁用，过敏体质者慎用。

⑨本品性状发生改变时禁止使用。

【其他剂型】颗粒剂，每袋12g。开水冲服，1岁以内1次6g，1~3岁，每次服6~12g，4~7岁，每次服12~18g，8~12岁，1次24g，一日2次。口服液：每支装10ml。口服，1岁以下每次5ml；1~3岁每次服5~10ml；4~7岁每次服10~15ml；8~12岁每次服20ml；一日2次，摇匀服用。

小儿感冒宁糖浆

【药物组成】金银花、连翘、牛蒡子、薄荷、荆芥穗、黄芩、栀子（炒）、苦杏仁、桔梗、前胡等。

【功效主治】疏散风热，清热止咳。用于小儿感冒发烧，汗出不爽，鼻塞流涕，咳嗽咽痛。

【剂型与规格】糖浆剂，每瓶装 100ml。

【用法与用量】口服，初生儿～1岁，1次5ml；2～3岁，1次5～10ml；4～6岁，1次10～15ml；7～12岁，1次15～20ml，1日3～4次，或遵医嘱。

【药理作用】

①抗菌、抗病毒、抗炎：双花、连翘、黄芩、桔梗、白芷、芦根等为清热解毒药，具有一定的抗菌、抗病毒和抗炎作用。

②降温：薄荷、荆芥穗有降温作用。还有一定的抗炎止痛作用。

③祛痰止咳：杏仁有轻度呼吸中枢抑制作用，与前胡合用起平喘、止咳和化痰作用。

④改善消化功能：山楂有降低血脂作用；山楂和神曲，含有消化酶，有改善消化功能的作用。

【临床应用】

①小儿急性上呼吸道感染。

②有发热、鼻塞、咽痛咳嗽等症状的其他呼吸道感染，如咽炎、支气管炎等的辅助用药。

【注意事项】

①忌食辛辣生冷油腻食物。

②风寒感冒，表现为恶寒发热，无汗、咽痒咳嗽，咽不红肿者不适用。

③脾胃虚弱，大便稀溏者慎用。

④用药 3 天症状无改善或加重者，应及时就医。

⑤对本品过敏者禁用，过敏体质者慎用。

⑥本品性状发生改变时禁止使用。

小儿感冒舒颗粒

【药物组成】葛根、荆芥、牛蒡子、桔梗、玄参等。

【功效主治】疏风解表，利咽退热。用于小儿外感发热、无汗或少汗、咽痛、咳嗽等。

【剂型与规格】颗粒剂，每袋装6g。

【用法与用量】温开水冲服。1～3 岁：1 次1/2 袋，1 日 4 次；4～7 岁：1 次 1 袋，1 日 3 次；8～14 岁：1 次 1 袋，1 日 4 次。

【药理作用】具有显著的退热、镇咳、消炎和抑毒抑菌等作用。对内毒素致热家兔及百日咳、白喉、破伤风三联疫苗致热大鼠均有明显退热作用，其中，中剂量与阿斯匹林作用相近。该药对氨水引致小鼠咳嗽和电刺激豚鼠气管引咳均有明显抑制作用；该药对二甲苯致小鼠耳郭炎症、琼脂致大鼠足跖炎症均有明显消炎作用；上述几项试验，大、中、小剂量均呈明显量效关系。人胚细胞及鸡胚抑毒试验结果表明：该药对流感病毒、腺病毒5 型有强的抑毒作用，对腺病毒3 型、7 型也有推迟病变的作用。体内外抑菌实验表明：该药对金葡菌、流感嗜血杆菌、脑膜炎败血症黄杆菌、摩拉氏菌、肺炎球菌、甲链球菌、大肠杆菌、绿脓杆菌等有不同程度的抑制作用。

【不良反应】偶见恶心，呕吐，腹泻。

小儿感冒退热糖浆

【药物组成】板蓝根、大青叶、连翘、桑枝、荆芥、防风、紫苏叶、蔗糖、苯甲酸钠、柠檬酸、杏仁香精。

【功效主治】清热解毒，疏风解表。用于伤风感冒，畏冷发热，咽喉肿痛，头痛咳嗽。

【剂型与规格】糖浆剂，每瓶装 10ml。

【用法与用量】口服，2 个月至 1 岁 1 次 4ml，2 ~ 5 岁一次 6ml，6 ~ 8 岁 1 次 8ml，9 ~ 10 岁 1 次 10ml，1 日 3 ~ 4 次。

【注意事项】

①忌食辛辣、生冷、油腻食物。

②婴儿慎用。

③风寒感冒者不适用，表现为发热畏冷、肢凉、流清涕、咽不红者。

④本品适用于小儿风热感冒轻证，若见高热者应及时去医院就诊。

⑤脾虚易腹泻者慎服。

⑥服药 3 天症状无缓解，应去医院就诊。

⑦对本品过敏者禁用，过敏体质者慎用。

⑧本品性状发生改变时禁止使用。

⑨糖尿病患儿禁服。

小儿广朴止泻口服液

【药物组成】广藿香、苍术、茯苓、泽泻、厚朴（姜制）、车前草、陈皮、六神曲（炒）。

【功效主治】祛湿止泻，和中运脾。用于湿困脾土所致的小儿泄泻。症见：泄泻，大便稀溏或水样，腹胀、腹痛、纳差、呕吐，或见发热，舌淡苔白腻，以及轮状病毒性肠炎和非感染性腹泻见上述证候者。

【剂型与规格】口服液，每支装 10ml。

【用法与用量】口服，3 个月以上 ~ 6 个月，一次 5ml，一日 3 次；7 个月~1 岁，一次 5ml，一日 4 次；2~3 岁，一次 10ml，一日 3 次；4~7 岁，一次 10ml，一日 4 次。或遵医嘱。

【药理作用】对树鼠和乳兔的在体治疗实验证实，小儿广朴止泻口服液对致病性大肠杆菌及轮状病毒所致的腹泻均具有显著疗效，经小儿广朴止泻口服液治疗的致病性大肠杆菌乳兔体内的细菌分离结果证明，该药液具有抑制和杀灭致病性大肠杆菌的作用。实验还证明，该药液能增强实验小鼠巨噬细胞的吞噬功能，并具有显著提高小鼠周围血抗体形成的作用及免疫功能的提高，对于增强机体抗病毒、抗细菌能力及促进胃肠病变的修复亦起重要作用。

【临床应用】小儿黄疸型肝炎或无黄疸型肝炎。

【注意事项】脱水患儿可口服或静脉补液。服用时请摇匀。

小儿葫芦散

【药物组成】橘红、茯苓、朱砂、鸡内金（炒）、天竺黄、僵蚕（麸炒）、半夏曲、琥珀、全蝎、天麻、川贝母、冰片、葫芦蛾。

【功效主治】化痰消食，镇惊祛风。用于痰喘咳嗽，脘腹胀满，胸膈不利，吐乳不食，小儿惊风。

【剂型与规格】散剂，每袋装 0.3g。

【用法与用量】口服：周岁以内一次 0.15g，1~3 岁一次 0.3g，4~6 岁一次 0.6g，一日 1~2 次。

【药理作用】

①僵蚕、全蝎、琥珀有抗惊厥作用，僵蚕还有一定的抗菌作用。

②半夏、茯苓、橘红、贝母、葫芦娥等有镇咳祛痰、止吐功能。

【合理配伍】本品含有朱砂，与营心丹、护心丹、六神丸、硫酸亚铁、溴化钾、三溴合剂、碘化钾、碳酸氢钠、巴比妥产生沉淀，增加对肝肾的毒性。

【临床应用】适用于兼有食滞的急性上呼吸道感染，更适于有惊厥史的小儿。

【注意事项】本品含有朱砂，不宜长期过量服用。

小儿化毒胶囊（散）

【药物组成】人工牛黄、珍珠、雄黄、大黄、黄连、天花粉、川贝母、赤芍、乳香（制）、没药（制）、冰片、甘草。

【功效主治】清热解毒，活血消肿。用于小儿疹后余毒未尽，烦躁，口渴，口疮，便秘，疖肿溃烂。

【剂型与规格】胶囊剂，每粒装 0.3g。散剂，每袋 0.6g。

【用法与用量】口服，1 次 0.6g（1 袋），1 日 1～2 次；3 岁以内小儿酌减。外用，敷于患处。

小儿化食丸

【药物组成】六神曲（炒焦）、山楂（炒焦）、麦芽（炒焦）、槟榔（炒焦）、莪术（醋制）、三棱（制）、牵牛子（炒焦）、大黄。

【功效主治】消食化滞，泻火通便。用于小儿胃热停食，肚腹胀满，恶心呕吐，烦躁口渴，大便干燥。

【剂型与规格】大蜜丸，每丸 1.5g。

【用法与用量】口服，周岁以内一次 1 丸，周岁以上一次 2 丸，一日 2 次。

【药理作用】

①促进消化：山楂、神曲、麦芽具有促进消化的功能。

②抗菌、抗炎：大黄、山楂、莪术均具有抗菌、抗炎

作用。

③驱虫：槟榔有驱虫作用。

【临床应用】

①小儿消化不良。

②小儿细菌性痢疾。

【注意事项】

①本品为食滞化热者而设，脾胃虚寒者忌用。

②服药期间忌食辛辣油腻。

③本品含有活血破血之剂，不宜久服。

【其他剂型】口服液，每支装 10ml。口服，3 岁以上 1 次 10ml，1 日 2 次。

小儿化痰止咳冲剂

【药物组成】桔梗流浸膏、桑白皮流浸膏、吐根酊、盐酸麻黄碱。

【功效主治】祛痰镇咳。用于小儿咳嗽，支气管炎。

【剂型与规格】颗粒剂，每袋装 5g。

【用法与用量】开水冲服，一岁每次 1/2 袋，2~5 岁 1 次 1 袋，6~10 岁 1 次 1~2 袋，1 岁以内依次递减或遵医嘱；1 日 3 次。

【合理配伍】与痢特灵、苯乙肼、复降片、降压灵和催眠镇静剂（苯巴比妥、氯丙嗪等）等合用会产生拮抗作用；与氨茶碱合用会增加毒性 2~3 倍；与肾上腺素合用会使血压升高；和地戈辛、洋地黄合用会增加对心脏的毒性。

小儿回春丹

【药物组成】川贝母、陈皮、木香、白豆蔻、枳壳、法半夏、沉香、天竺黄、僵蚕、全蝎、檀香各 37.5g，牛黄、麝香各 12g，胆南星、大黄各 60g，钩藤 24g，天麻 37.5g，甘草 26g，朱砂适量。

【功效主治】开窍定惊，清热化痰。主治小儿急惊，痰热蒙蔽，发热烦躁，神昏惊厥，或反胃呕吐，夜啼吐乳，咳嗽哮喘，腹痛泄泻。

【剂型与规格】丸剂，每丸 0.09g。

【用法与用量】周岁以下，每次 1 丸；1~2 岁，每次 2 丸，1 日 2~3 次。

小儿健脾化积口服液

【药物组成】陈皮、丁香、山药、山楂、麦芽。

【功效主治】益气健脾，和胃运中。用于脾胃虚弱，呕吐泄泻，不思饮食。

【剂型与规格】口服液，每瓶装 10ml。

【用法与用量】口服，周岁或周岁以下儿童每次 4~5ml；2~3 岁儿童每次 5~10ml；3 岁以上儿童每次 10ml；一日 2 次。疗程 15 天。

小儿健脾丸

【药物组成】人参、白术（麸炒）、茯苓、白扁豆（去皮）、山药、莲子（去心）、玉竹、砂仁、六神曲（麸炒）、炙甘草等 15 味。

【功效主治】健脾、和胃、化滞。用于小儿脾胃虚弱引起的消化不良，不思饮食，大便溏泻，体弱无力。

【用法与用量】口服，1 次 2 丸，1 日 3 次。

【注意事项】

①忌食生冷、油腻等不易消化食品。

②过敏体质者慎用。

③服用本药同时不宜喝茶和吃萝卜，不宜服用藜芦、五灵脂、皂荚或其制剂。

④对本品过敏者禁用，过敏体质者慎用。

小儿健胃宁口服液

【药物组成】陈皮、丁香、山药、山楂、麦芽、稻芽、乌梅，辅料为蔗糖。

【功效主治】健脾养胃，理气消食。用于小儿厌食，积滞引起的食欲减退，腹胀，嗳气，腹痛。

【剂型与规格】口服液，每支装10ml。

【用法与用量】口服，一次10ml，一日三次。

【注意事项】

①忌食生冷油腻及不易消化食品。

②婴幼儿及糖尿病患儿慎用。

③感冒时不宜服用。胃酸过多者慎用。

④对本品过敏者禁用，过敏体质者慎用。

小儿解表颗粒

【药物组成】金银花、连翘、牛蒡子（炒）、葛根、荆芥穗、紫苏叶、防风、蒲公英、黄芩、牛黄。

【功效主治】宣肺解表，清热解毒。用于小儿外感风热所致的感冒，症见发热恶风、头痛咳嗽、鼻塞流涕、咽喉痛痒。

【剂型与规格】颗粒剂，每袋装8g。

【用法与用量】开水冲服，1～2岁一次4g，一日2次；3～5岁一次4g，一日3次；6～14岁一次8g，一日2～3次。

【药理作用】主要有抗病毒、解热、抗炎等作用。

①抗病毒：小鼠感染流感病毒前一天开始灌服本药，2次／日，连续5日，与蒸馏水对照组比较，对流感病毒有显著

的抑制作用。

②解热：对静脉注射伤寒、副伤寒、甲乙三联菌苗后的家兔，灌胃给予本药，以后每隔 1 小时测定肛温 1 次，以不同时间所测得肛温与基础肛温之差值，作为体温变化的指标，结果显示本药有较强的解热作用。

此外，实验研究还表明，本药有非特异性消炎作用，能降低小鼠皮肤毛细血管通透性，显著抑制蛋清所引起的大鼠足趾肿胀；明显降低小鼠因醋酸刺激所引起的扭体反应的发生率，显示出较强的镇痛作用。

【临床应用】用于急性上呼吸道感染。

【注意事项】

①忌辛辣、生冷、油腻食物。

②不宜在服药期间同时服用滋补性中药。

③风寒感冒者不适用。

④对本品过敏者禁用，过敏体质者慎用。

【其他剂型】口服液（每支 10ml）：口服，1~2 岁每次 5ml，每日 2 次；3~5 岁每次 5ml，每日 3 次；6~14 岁每次 10ml，每日 2~3 次。本品 10ml 相当于颗粒剂 8g。

【备注】无明显毒副作用，量大或久服可出现腹泻。性味较苦寒，如有腹泻、恶心可停用。

小儿解表止咳口服液

【药物组成】麻黄、京半夏、青黛、杏仁、百部、葶苈子、瓜蒌皮、大青叶、板蓝根、浙贝母、矮地茶。

【功效主治】解表清热，止咳祛痰。用于小儿呼吸道感染引起的咳嗽，痰多。

【剂型与规格】口服液，每支装 10ml。

【用法与用量】口服，1~3 岁一次 7.5ml；3~7 岁一次

10ml；7~14 岁一次 15ml，一日 3 次。

【注意事项】

①忌食辛辣、生冷、油腻食物。

②婴儿及糖尿病患儿慎用。

③患有高血压、心脏病、脾虚易腹泻者慎服。

④风寒袭肺咳嗽不适用，症见发热恶寒、鼻流清涕、咳嗽痰白等。

⑤本品久置有少量轻摇易散的沉淀，摇匀后服用。

⑥对本品过敏者禁用，过敏体质者慎用。

⑦本品性状发生改变时禁止使用。

小儿金丹片

【药物组成】朱砂、橘红、川贝母、胆南星、前胡、玄参、清半夏、大青叶、木通、桔梗、荆芥穗、羌活、西河柳、地黄、枳壳、赤芍、钩藤、葛根、牛蒡子、天麻、甘草、防风、冰片、水牛角浓缩粉、羚羊角粉、薄荷脑。

【功效主治】用于感冒发热，头痛，咳嗽气喘，咽喉肿痛，呕吐，急热惊风。

【剂型与规格】片剂，每片 0.2g。

【用法与用量】口服，周岁以上一次 2 片，周岁及以下酌减，一日 3 次。

小儿康颗粒

【药物组成】太子参、山楂、葫芦茶、槟榔、麦芽、榧子、白芍、白术、茯苓、乌梅、蝉蜕、陈皮。

【功效主治】健脾开胃，消食导滞，驱虫止痛，安神定惊。用于食滞虫痢，烦躁不安，精神疲倦，脘腹胀满，面色萎黄。

【剂型与规格】颗粒剂，每袋装 10g。

【用法与用量】温开水送服，周岁以下每次 5g，1～4 岁一次 1 袋，4 岁以上一次 2 袋，一日 3 次。

小儿抗痫胶囊

【药物组成】太子参、茯苓、天麻、九节菖蒲、川芎、胆南星等。

【功效主治】豁痰息风，健脾理气。用于原发性全身强直性阵挛发作、儿童癫痫属风痰闭阻证，发作时症见四肢抽搐、口吐涎沫、二目上窜，甚至昏仆。

【剂型与规格】胶囊剂，每粒装 0.5g。

【用法与用量】3～6 岁一次 5 粒，7～13 岁一次 8 粒，日 3 次。温开水送服。本品胶囊较大，患儿不习惯或吞服有困难者，可从胶囊中取出药粉冲服。

【药理作用】连续给药 6 天，可对抗戊四唑所致小鼠惊厥、士的宁所致小鼠惊厥以及对抗小鼠最大电休克。

【注意事项】

①纯中药制剂，根据病情可与其他抗痫药联合应用。

②在治疗期间服用本品和其他西药均不宜突然停减，如需用本品更换已经服用的其他抗癫痫药时，须在医生指导下，先在其他抗痫药物用法与用量不变的情况下，加服本药。等用药后病情得到控制，视病情逐渐递减其他抗痫药物用量。

③在应用本品治疗期间，如出现病情波动应及时加用其他治疗措施。

④服用本品期间不宜食用牛羊肉、无鳞鱼及辛辣刺激物。

【不良反应】少数患儿服药后出现食欲不振、恶心呕吐、腹痛腹泻等消化道症状，饭后服用或继续服药 3 周一般可自行消失。

小儿咳喘灵颗粒（口服液）

【药物组成】麻黄、金银花、苦杏仁、板蓝根、石膏、甘草、瓜蒌。

【功效主治】宣肺、清热、止咳、祛痰、平喘。用于上呼吸道感染，气管炎，肺炎，咳嗽等。

【剂型与规格】颗粒剂，每袋装 2g。

【用法与用量】口服，开水冲服，2 岁以内每次 1g，3～4 岁每次 1.5g，5～7 岁每次 2g，一日 3～4 次。

【药理作用】麻黄、杏仁抑制咳嗽中枢而镇咳；石膏具有抗感染作用；金银花、板蓝根具有广谱抗菌、抗病毒作用；板蓝根所含的嘌呤、嘧啶及吲哚类成分，可能有干扰病毒 DNA 合成作用；甘草镇咳祛痰，具有激素样作用，能减轻炎症反应。

【临床应用】小儿咳喘灵颗粒治疗小儿上呼吸道感染、气管炎、支气管炎、肺炎所致咳嗽的临床疗效。方法：362 例咳嗽患儿随机分为对照组（170 例）和治疗组（192 例）。对照组应用抗病毒和抗生素药物，治疗组在对照组的基础上加用小儿咳喘灵颗粒，观察 1～2 个疗程，统计疗效。结果：治疗组总有效率 95.8%，对照组总有效率 85.9%，2 组比较有统计意义（$P < 0.05$）。结论：小儿咳喘灵颗粒服用方便，临床应用效果显著（疗效标准：显效：用药 3～7 天内体温恢复正常，自觉症状和临床体征消失，白细胞及分类计数正常，胸片正常或基本恢复正常。有效：用药 3～7 天内体温有所下降，其他症状及体征有所改善，白细胞计数好转，胸片显示好转。无效：用药 1 周以上，症状无明显改善）。

【合理配伍】

①与四环素族、异烟肼配伍就会形成络合物，降低溶解

度，影响吸收；与磷酸盐（磷酸氯化喹啉、磷酸可待因等）、硫酸盐（硫酸亚铁、硫酸甲苯磺丁脲等）配合使用，会产生沉淀，使疗效降低。

②与痢特灵、苯乙肼、复降片、降压灵和催眠镇静剂（苯巴比妥、氯丙嗪等）等合用会产生拮抗作用；与氨茶碱合用会增加毒性 2～3 倍；与肾上腺素合用会使血压升高；和地戈辛、洋地黄合用会增加对心脏的毒性。

③与降血糖药合用会产生拮抗作用；与氢氯噻嗪合用易导致低血钾；与水杨酸制剂合用易导致消化性溃疡。

④与可待因、吗啡、杜冷丁、苯巴比妥合用会加重麻醉，抑制呼吸。

⑤小儿咳喘灵颗粒与抗病毒、抗生素药物联合应用，发挥协同作用，使症状、体征改善快，缩短病程，并可减少抗病毒和抗生素药物的剂量，延缓耐药性的产生。

【注意事项】

①忌食生冷辛辣食物。

②在服用咳嗽药时应停止服补益中成药。

③本品是以清宣肺热，止咳平喘为主，可以在小儿发热初起，咳嗽不重的情况下服用，若见高热痰多，气促鼻扇者应及时去医院就诊。

【其他剂型】口服液，每支装 10ml。口服，2 岁以内每次 5ml；3～4 岁每次 7.5ml，5～7 岁每次 10ml，一日 3～4 次。

小儿羚羊散

【药物组成】羚羊角、天竺黄、朱砂、甘草、冰片、金银花、紫草、连翘、牛蒡子、浮萍、赤芍、西河柳、牛黄、黄连、葛根、川贝母、水牛角浓缩粉。

【功效主治】清热解毒，透疹止咳。用于麻疹隐现，肺炎高热，嗜睡咳嗽喘促，咽喉肿痛。

【剂型与规格】散剂，每包装 1.5g。

【用法与用量】口服，1 岁一次 1/5 包，2 岁一次 1/4 包，3 岁一次 1/3 包，一日 3 次。

小儿麻甘颗粒

【药物组成】麻黄、黄芩、紫苏子、甘草、桑白皮、苦杏仁、地骨皮、石膏。

【功效主治】平喘止咳，利咽祛痰。用于小儿肺炎喘咳，咽喉炎。

【剂型与规格】颗粒剂，每袋装 2.5g；颗粒剂，每袋装 10g。

【用法与用量】口服，小儿 1 岁以下，每次 0.8g，1~3 岁每次 1.6g，4 岁以上每次 2.5g，每日 4 次。

【临床应用】观察盐酸班布特罗片（帮备）与小儿麻甘颗粒联合治疗儿童咳嗽变异性哮喘（CVA）的疗效，方法 95 例 CVA 患儿口服帮备并加用小儿麻甘颗粒，结果患儿症状均有所缓解，总有效率为 95.7%。结论帮备与小儿麻甘颗粒能有效治疗儿童咳嗽变异型哮喘。

【合理配伍】

①与四环素族、异烟肼配伍就会形成络合物，降低溶解度，影响吸收；与磷酸盐（磷酸氯化喹啉、磷酸可待因等）、硫酸盐（硫酸亚铁、硫酸甲苯磺丁脲等）配合使用，会产生沉淀，使疗效降低。

②与痢特灵、苯乙肼、复降片、降压灵和催眠镇静剂（苯巴比妥、氯丙嗪等）等合用会产生拮抗作用；与氨茶碱合用会增加毒性 2~3 倍；与肾上腺素合用会使血压升高；和地戈辛、洋地黄合用会增加对心脏的毒性。

③与降血糖药合用会产生拮抗作用；与氢氯噻嗪合用易导致低血钾；与水杨酸制剂合用易导致消化性溃疡。

④与可待因、吗啡、杜冷丁、苯巴比妥合用会加重麻醉，抑制呼吸。

【不良反应】腹泻。

小儿牛黄清肺片

【药物组成】法半夏、茯苓、黄芩、石膏、川贝母、百部（蜜制）、胆南星、白前、冰片、牛黄。

【功效主治】清热，化痰，止咳。用于内热咳嗽，支气管炎，百日咳，肺炎。

【剂型与规格】片剂，每片 0.25g。

【用法与用量】口服，1 岁以内一次 2 片，1~3 岁一次 2~4 片，一日 2 次，或遵医嘱。

【临床应用】本品除用于治疗咳嗽之痰热壅肺证外，尚可用于以下疾病。

①肺炎咳嗽：症见壮热烦躁，喉间痰鸣，痰稠色黄，气促喘憋，鼻翼扇动，或口唇青紫。舌质红，苔黄腻，脉滑数。

②顿咳痉咳期：症见咳嗽阵作，昼轻夜重，咳时面红目赤，涕泪交流，痉咳阵作，甚至吐出乳食痰液后，痉咳方可暂停。剧咳时可见痰中带血丝，甚则鼻衄或结膜下出血，可见舌系带溃疡。舌苔黄，脉数有力。

【注意事项】

①忌食辛辣、生冷、油腻食物。

②婴幼儿慎用。

③脾虚易腹泻者慎服。

④风寒袭肺咳嗽不适用，症见发热恶寒、鼻流清涕、咳嗽痰白等。

⑤出现高热，或喘促气急者，应到医院就诊。

⑥服药 3 天症状无缓解，应去医院就诊。

⑦对本品过敏者禁用，过敏体质者慎用。

⑧本品性状发生改变时禁止使用。

小儿牛黄清心散

【药物组成】天麻 80g，胆南星 64g，黄连 120g，赤芍 64g，大黄 120g，全蝎 64g，水牛角浓缩粉 80g，僵蚕（麸炒）80g，牛黄 8g，琥珀 20g，雄黄 60g，冰片 20g，朱砂 80g，金礞石（煅）80g。

【功效主治】清热化痰、镇惊止痉。用于小儿内热，急惊痰喘，四肢抽搐，神志昏迷。

【剂型与规格】散剂，每袋装 0.6g。

【用法与用量】口服，周岁以内，一次 1/2 袋，1～3 岁，一次 1 袋，3 岁以上酌增，一日 1～2 次。

【注意事项】风寒感冒，痘疹期引起的内热烧灼忌服。

【备注】密闭，防潮。

小儿七星茶颗粒

【药物组成】薏苡仁、稻芽、山楂、淡竹叶、钩藤、蝉蜕、甘草，辅料为甘蔗粉。

【功效主治】定惊消滞。用于小儿消化不良，不思饮食，二便不畅，夜寐不安。

【剂型与规格】颗粒剂，每袋装 7g。

【用法与用量】开水冲服，一次 3.5～7g，一日 3 次。

小儿七珍丸

【药物组成】雄黄、天麻、天竺黄、全蝎、僵蚕、清半夏、钩藤、桔梗、黄芩、巴豆霜、胆南星、蝉蜕、蟾酥、沉香、麝香、水牛角浓缩粉、羚羊角、人工牛黄、朱砂。

【功效主治】消积导滞，通便泻火，镇惊退热，化痰息风。用于小儿感冒发热，夹食夹惊，乳食停滞，大便不通，惊风抽搐，痰涎壅盛。

【剂型与规格】丸剂，每100粒0.62g。

【用法与用量】用白开水或糖水送服，或暗投入食物中；或同乳共服，空腹服最好。一般一个月小儿一次3粒；3~4个月一次5~6粒；7~8月一次8~9粒；满周岁一次15粒；3~4岁一次25粒；5~6岁一次30粒；7~8岁一次35粒，10岁及10岁以上者一次40粒。若未奏效，隔24小时再服一次，最多限服3次，服用一次为一疗程。

【临床应用】本方是治疗小儿急惊风的验方。症见高热烦躁，神昏痉厥，其病机可归纳为"热、痰、风、凉"四字，本方具有清热、化痰、开窍、息风、定惊、导滞的作用，对小儿感冒发热，夹食夹惊、乳食停滞，大便不通，惊风抽搐，痰涎壅盛，药证相符，甚为合拍。对脾胃虚寒所致的慢惊、麻疹及久泻气虚者，则非本方所宜。应用本品经对小儿积滞380例临床疗效观察，总有效率为95.26%，能有效提高患儿食欲，增进食量，减轻腹胀，并无明显毒副作用。

【注意事项】

①麻疹及久泻气虚者忌服。

②忌生冷油腻食物。

③按照用法与用量服用，厌食症在一周未改善，并出现其他不良反应时，应及时向医师咨询。

④药品性状发生改变时禁止服用。

小儿奇应丸

【药物组成】雄黄、朱砂、天竺黄、胆南星、天麻、僵蚕、冰片、黄连、雷丸、牛黄、琥珀、桔梗、蟾酥、鸡内金。

【功效主治】解热定惊，化痰止咳，消食杀虫。用于小儿惊风发热，咳嗽多痰，食积，虫积。

【剂型与规格】水丸，每瓶装 0.5g（约 80 粒）。

【用法与用量】口服，一岁小儿一次 7 粒，2~3 岁 10 粒，4~6 岁 15~20 粒，7~9 岁 30 粒，10 岁以上 40 粒，不满周岁酌减。一日 3 次。

【药理作用】实验研究，小儿奇应丸给小鼠灌胃，能延长注射戊四氮后的存活时间，大剂量能对抗戊四氮所致的惊厥或能延长阈下剂量戊巴比妥钠的睡眠时间而产生镇静抗惊厥的作用。本丸有使咳嗽潜伏期延长和显著的祛痰作用，另外有显著的抗炎和对细胞免疫有抑制作用。本丸解热作用明显，对家兔静脉注射伤寒、副伤寒疫苗，肌注 10% 蛋白胨 1g/kg，引起体温上升，然后用小儿奇应丸灌胃后，发现体温均较对照组有不同程度降低而具有明显的降温作用。

【临床应用】采用多中心、平行对照、随机单盲试验的设计研究小儿奇应丸（试验组）与王氏保赤丸（对照组）治疗外感发热（急性上呼吸道感染）风热犯表证的临床疗效及用药安全性。结果表明：试验组总有效率 87.84%；对照组总有效率 84.21%，经统计学检验 P < 0.01，说明试验组总疗效明显优于对照组。2 组退热时间和退热例数观察，经统计学检验，试验组退热疗效优于对照组。试验组 333 例进行血和尿常规检查，145 例进行肝、肾功能检查治疗前后比较，经统计学检验 P > 0.05，说明试验药物对血和尿常规和肝、肾功能无影响。全部病例均无任何不良反应，说明试验药物使用安全。

【注意事项】脾胃虚寒者慎用。

小儿启脾丸

【药物组成】人参、白术（麸炒）、茯苓、甘草、山药、莲子、陈皮、六神曲（麸炒）、山楂（炒）、麦芽（炒）、泽泻。

【功效主治】和胃健脾，消食止泻。用于脾胃虚弱，食欲不振，消化不良，腹胀便溏。

【剂型与规格】大蜜丸，每丸3g。

【用法与用量】口服，一次1～2丸，一日2～3次，周岁以内小儿酌减。

【药理作用】

①本方前四味药为四君子汤，有促进新陈代谢的作用，能提高脾虚动物肝脏合成RNA的能力，提高小鼠肝糖原和核糖核酸含量，对胃肠蠕动有抑制作用。

②神曲含酵母菌、挥发油、苷类、淀粉酶等，β - 淀粉酶能将淀粉完全水解成麦芽糖，α - 淀粉酶则使之分解成短直链混合葡萄糖，后者在经β - 淀粉酶水解成葡萄糖。

③山楂、麦芽主要起促进消化的作用。

【临床应用】

①小儿厌食症。

②消化不良。

③营养性贫血。

④慢性腹泻。

【注意事项】

①忌食生冷、油腻等不易消化食品。

②过敏体质者慎用。

③感冒时不宜服用。

④长期厌食，体弱消瘦者，及腹胀重、腹泻次数增多者应去医院就诊。

⑤服用本药同时不宜喝茶和吃萝卜，不宜服用藜芦、五灵脂、皂荚或其制剂。

⑥本品性状发生改变时禁止使用。

【其他剂型】片剂，每片 0.3g。口服，一次 3 ~ 4 片，一日 2 ~ 3 次。

小儿清肺化痰颗粒（口服液）

【药物组成】石膏、葶苈子、麻黄、紫苏子（炒）、苦杏仁、前胡、黄芩、竹茹。

【功效主治】清热化痰，止咳平喘。用于小儿肺热感冒引起的咳嗽痰喘。

【剂型与规格】颗粒剂，每袋装 6g。

【用法与用量】开水冲服，周岁以下每次 3g，1 ~ 5 岁每次 6g，5 岁以上每次 9 ~ 12g，每日 2 ~ 3 次。

【合理配伍】

①与四环素族、异烟肼配伍就会形成络合物，降低溶解度，影响吸收；与磷酸盐（磷酸氯化喹啉、磷酸可待因等）、硫酸盐（硫酸亚铁、硫酸甲苯磺丁脲等）配合使用，会产生沉淀，使疗效降低。

②与痢特灵、苯乙肼、复降片、降压灵和催眠镇静剂（苯巴比妥、氯丙嗪等）等合用会产生拮抗作用；与氨茶碱合用会增加毒性 2 ~ 3 倍；与肾上腺素合用会使血压升高；和地戈辛、洋地黄合用会增加对心脏的毒性。

③与可待因、吗啡、杜冷丁、苯巴比妥合用会加重麻醉，抑制呼吸。

【注意事项】

①忌食辛辣、生冷、油腻食物。

②患有高血压、心脏病等疾患者均应慎用。脾虚易腹泻者慎服。

③风寒袭肺咳嗽不适用，症见发热恶寒、鼻流清涕、咳嗽痰白等。

【其他剂型】口服液，每支装 10ml。口服，1 岁以内每次服 3ml，1～5 岁每次服 10ml，5 岁以上每次服 15～20ml；一日 2～3 次，用时摇匀。

小儿清热灵

【药物组成】白屈菜、北寒水石、黄芩、重楼、柴胡、天竺黄、紫荆皮、射干、板蓝根、牛黄、菊花、冰片、蝉蜕、珍珠、黄连、麝香。

【功效主治】清热解毒，利咽止咳。用于感冒发热，咽喉肿痛，咳嗽气喘，神烦惊搐。

【用法与用量】口服，6 个月以下小儿一次 1/2 片；7～10 个月一次 1 片；1～2 岁一次 1.5 片，2～3 岁一次 2 片；3 岁以上 3～5 片；一日 2 次。

【临床应用】

①风热感冒：症见发热重，恶寒轻，有汗或无汗，头痛，鼻塞流涕，咽红咳嗽，烦热口渴，舌质红，少津，苔薄黄，脉浮数。

②喉痹：症见咽痛，口微渴，发热，微恶寒，咽部轻度充血水种，舌边尖红，苔薄白，脉浮数。

【注意事项】

①忌食辛辣、生冷、油腻食物。

②风寒感冒者不适用，表现为发热畏冷、肢凉、流清涕，

咽不红者。

③脾虚易腹泻者慎服。

④严格按照用法与用量服用，服药 3 天症状无缓解，应去医院就诊。本品不宜长期服用。

⑤对本品过敏者禁用，过敏体质者慎用。

⑥本品性状发生改变时禁止使用。

小儿清热宁颗粒

【药物组成】羚羊角粉、牛黄、金银花、黄芩、柴胡、板蓝根、水牛角浓缩粉、冰片。

【功效主治】清热解毒。用于外感温邪，脏腑实热引起的内热高烧，咽喉肿痛，咳嗽痰盛，大便干燥。

【剂型与规格】颗粒剂，每袋装 8g。

【用法与用量】开水冲服，1～2 岁每次 4g，一日 2 次，3～5 岁每次 4g，一日 3 次；6～14 岁每次 8g，一日 2～3 次。

小儿清热片

【药物组成】黄柏、灯心草、栀子、钩藤、雄黄、黄连、朱砂、龙胆草、黄芩、大黄、薄荷油。

【功效主治】清热解毒，祛风镇惊。用于小儿风热，烦躁抽搐，发热口疮，小便短赤，大便不利。

【剂型与规格】片剂，每片 0.25g。

【用法与用量】口服，一次 2～3 片，一日 1～2 次，周岁以内小儿酌减。

【临床应用】

①口疮。症见口内疼痛，口渴，口臭，尿短黄，便秘，口疮数量多，周围充血明显，舌质红，苔黄，脉数。

②喉痹。症见咽痛较剧，口渴多饮，咳嗽，痰黏稠，发

热，大便偏干，小便短黄，咽部充血，舌质红，苔黄，脉数有力。

③乳蛾。症见咽痛较甚，吞咽困难，身热，口渴，大便秘结，咽部及扁桃体充血红肿，上有脓点，舌红，苔黄，脉滑数。

小儿清热止咳糖浆（口服液）

【药物组成】麻黄、苦杏仁（炒）、石膏、甘草、黄芩、板蓝根、北豆根。

【功效主治】清热，宣肺，平喘，利咽。用于小儿外感邪毒内盛，发热恶寒，咳嗽痰黄，气促喘息，口干音哑，咽喉肿痛。

【剂型与规格】糖浆剂，每瓶装 100ml。

【用法与用量】口服，1~2 岁每次 3~5ml；3~5 岁每次 5~10ml；6~14 岁每次 10~15ml；一日 3 次，用时摇匀。

【临床应用】上呼吸道感染、支气管炎、肺炎。

【合理配伍】

①与四环素族、异烟肼配伍就会形成络合物，降低溶解度，影响吸收；与磷酸盐（磷酸氯化喹啉、磷酸可待因等）、硫酸盐（硫酸亚铁、硫酸甲苯磺丁脲等）配合使用，会产生沉淀，使疗效降低。

②与痢特灵、苯乙肼、复降片、降压灵和催眠镇静剂（苯巴比妥、氯丙嗪等）等合用会产生拮抗作用；与氨茶碱合用会增加毒性 2~3 倍；与肾上腺素合用会使血压升高；和地戈辛、洋地黄合用会增加对心脏的毒性。

③与降血糖药合用会产生拮抗作用；与氢氯噻嗪合用易导致低血钾；与水杨酸制剂合用易导致消化性溃疡。

【注意事项】

①忌辛辣、生冷、油腻食物。

②不宜在服药期间同时服用滋补性中药。

③高血压、心脏病、糖尿病、脾虚易腹泻者慎用。

【其他剂型】口服液，每支装 10ml。口服，1~2 岁每次服 3~5ml，3~5 岁每次服 5~10ml，6~14 岁每次服 10~15ml，一日 3 次，用时摇匀。

小儿清咽颗粒

【药物组成】玄参、蒲公英、牛蒡子（炒）、薄荷、蝉蜕、板蓝根、连翘、牡丹皮、青黛。

【功效主治】清热解表，解毒利咽。用于小儿外感风热引起的发热头痛，咳嗽音哑，咽喉肿痛。

【剂型与规格】颗粒剂，每袋 6g。

【用法与用量】开水冲服，1 岁内每次服 3g，1~5 岁每次服 6g，5 岁以上每次服 9~12g，一日 2~3 次。

【药理作用】

①抗菌、抗病毒：连翘、蒲公英有一定的抗菌、抗病毒作用。

②解热：玄参、薄荷有解热功能。

③消炎、止痛：薄荷还有消炎、止痛作用。

④镇静和抗惊厥：蝉蜕含有角蛋白、氨基酸，具有一定的镇静和抗惊厥作用。

【临床应用】

①中医：小儿外感引起的发热、头疼、咽疼、音哑等症。

②西医：病毒和细菌引起的急性上呼吸道感染、咽炎。

【注意事项】

①忌食辛辣生冷油腻食物。

②风寒感冒者不适用，表现为恶寒发热、无汗、咽痒咳嗽、咽不红肿、口不渴。

③脾胃虚弱，大便稀溏者慎用。

④夏季暑热重时，可加服藿香正气丸或六一散。

⑤药品性状发生改变时禁止服用。

⑥一般剂量和疗程无明显毒副作用，因组方以苦寒药为主，脾胃虚弱，胃肠功能不良的病儿不宜久服。

小儿热咳口服液

【药物组成】麻黄（蜜制）、生石膏、苦杏仁、连翘、大黄、瓜蒌、桑白皮、败酱草、红花、甘草（蜜制）。

【功效主治】清热宣肺，化痰止咳。用于痰热壅肺证所致的咳嗽，痰黄或喉中痰鸣，发热，咽痛，口渴，大便干；小儿急性支气管炎见上述证候者。

【剂型与规格】口服液，每支装 10ml。

【用法与用量】口服；2 ~ 6 岁，一次 10ml；7 ~ 14 岁，一次 20ml；一日 3 次。疗程为 7 天。

【合理配伍】

①与四环素族、异烟肼配伍就会形成络合物，降低溶解度，影响吸收；与磷酸盐（磷酸氯化喹啉、磷酸可待因等）、硫酸盐（硫酸亚铁、硫酸甲苯磺丁脲等）配合使用，会产生沉淀，使疗效降低。

②与痢特灵、苯乙肼、复降片、降压灵和催眠镇静剂（苯巴比妥、氯丙嗪等）等合用会产生拮抗作用；与氨茶碱合用会增加毒性 2 ~ 3 倍；与肾上腺素合用会使血压升高；和地戈辛、洋地黄合用会增加对心脏的毒性。

③与降血糖药合用会产生拮抗作用；与氢氯噻嗪合用易导致低血钾；与水杨酸制剂合用易导致消化性溃疡。

④与可待因、吗啡、杜冷丁、苯巴比妥合用会加重麻醉、抑制呼吸。

【不良反应】服用后偶见腹痛。

小儿热速清颗粒（糖浆、口服液）

【药物组成】柴胡、黄芩、板蓝根、葛根、金银花、水牛角、连翘、大黄等。

【功效主治】清热解毒，泻火利咽。用于小儿外感高热、头痛、咽喉肿痛、鼻塞、流涕、咳嗽、大便干结。

【剂型与规格】颗粒：每袋装 2g。糖浆：每瓶 10ml，120ml。口服液：每支装 10ml。

【用法与用量】颗粒：口服。一岁以内，一次 1/4 ~ 半袋，1 ~ 3 岁一次半袋 ~ 1 袋，3 ~ 7 岁，一次 1 袋 ~ 1.5 袋，7 ~ 12 岁，一次 1.5 袋 ~ 2 袋，一日 3 ~ 4 次。

糖浆：口服，1 岁以内，一次 2.5 ~ 5ml；1 ~ 3 岁，一次 5 ~ 10ml；3 ~ 7 岁，一次 10 ~ 15ml；7 ~ 12 岁，一次 15 ~ 20ml；一日 3 ~ 4 次。

口服液：口服，一岁以内，一次 2.5 ~ 5ml，1 ~ 3 岁一次 5 ~ 10ml，3 ~ 7 岁，一次 10 ~ 15ml，7 ~ 12 岁，一次 15 ~ 20ml，一日 3 ~ 4 次。

【药理作用】

①柴胡、葛根有退热和镇痛作用，并有提高体液免疫的能力。

②黄芩具有明显的抗菌、抗病毒作用，如大肠杆菌、克雷伯氏菌；对流感病毒有抑制作用；黄芩还有抗炎、解痉、镇痛、解热作用。

③双花、板蓝根亦有抗菌、抗病毒的作用。

④水牛角体外实验对伤寒、副伤寒甲、乙三联菌引起的家

兔发热有解热作用；对中枢神经系统有镇静作用。

⑤大黄的作用相当广泛，如泻下作用；解热作用；对鲜酵母菌所致大鼠发热有显著降温作用；抗动物模型炎症；抗病毒（流感病毒、乙型肝炎病毒）；抗菌作用：对金黄色葡萄球菌、痢疾杆菌、大肠杆菌、伤寒杆菌、变形杆菌、枯草杆菌、脑膜炎球菌有抑制作用；本药还有良好的镇咳祛痰作用。

【临床应用】

①中医：外感发热证。症见头痛、咽喉肿疼、流涕、咳嗽、大便干结、舌质红、舌苔黄或黄白、脉数等症。

②西医：伴有发热的急性上呼吸道感染、支气管炎、支气管肺炎及上述疾病的咳嗽，各种感染引起的发热的辅助用药。

【注意事项】

①忌食生冷辛辣食物。

②对本品过敏者禁用，过敏体质者慎用。

③本品性状发生改变时禁止使用。

小儿生血糖浆

【药物组成】熟地黄、山药、大枣、硫酸亚铁。

【功效主治】健脾养胃，补血生津。用于小儿缺铁性贫血及营养不良性贫血。

【剂型与规格】糖浆剂，每支装 10ml。

【用法与用量】口服，1~3 岁小儿一次 10ml，3~5 岁一次 15ml，一日 2 次。

【药理作用】处方中含熟地黄、山药（炒）、大枣和硫酸亚铁，其中熟地黄、大枣、山药等作为主药，可以提高患儿的脾胃运化和机体造血功能，对改善铁吸收障碍起主要作用；硫酸亚铁可以直接补充作为造血原料的铁离子，促进血红蛋白合成及红细胞成熟，使贫血得以迅速纠正。

【临床应用】小儿生血糖浆治疗缺铁性贫血的疗效：将缺铁性贫血患儿分为两组，治疗组给予小儿生血糖浆口服，对照组给予硫酸亚铁冲剂口服，观察两组疗效及不良反应发生情况。结果治疗组患儿食欲低下、多汗及烦躁的改善情况显著优于对照组（$P < 0.01$）；两组治疗后血红蛋白、血清铁蛋白、红细胞游离原卟啉改善情况和总有效率比较无显著性差异；治疗组拒绝服药及服药后不良反应发生率明显低于对照组（$P < 0.01$）。结论：小儿生血糖浆治疗缺铁性贫血疗效好，有很好的应用价值。

【不良反应】可出现胃部不适，恶心、呕吐、腹泻、便秘、黑便。同时口服铁的溶液剂和糖浆剂后容易使牙齿变黑。

【注意事项】

①对铁剂过敏者禁用。

②肝肾功能损害者禁用。

③胃、十二指肠溃疡患者禁用。

④溃疡性结肠炎者禁用。

⑤血色素沉着、含铁血黄素沉着症患者禁用。

⑥服药期间忌饮茶和食用含鞣酸类食物及药物。

小儿吐泻宁散

【药物组成】广藿香、姜半夏、陈皮、白术（炒）、茯苓、厚朴（姜制）、甘草。

【功效主治】理气和中，健脾化湿，用于小儿脾胃不和引起的吐泻、腹胀、不思饮食等。

【剂型与规格】散剂，每袋装 0.3g。

【用法与用量】温开水调服。周岁以内，每次服 1/5～1/3 包；1～3 岁每次服 1/3～1/2 包；3～6 岁每次服 1/2 包，一日

3 次。

【药理作用】

①为散剂，具加强、修复消化道黏膜的屏障作用，并能固定、清除、吸附各种病毒、细菌及其毒素，适用于各种腹泻。

②中药制剂，可调节肠道内环境的稳定，保护肠道内有益菌群，有利于腹泻的治疗。

【临床应用】消化不良、面黄肌瘦、呕吐腹胀、腹泻、大便溏稀。

小儿退热口服液（合剂、颗粒）

【药物组成】大青叶、连翘、金银花、板蓝根、黄芩、柴胡、重楼、栀子、淡竹叶、牡丹皮、地龙、白薇。

【功效主治】疏风解表，解毒利咽。用于小儿风热感冒，发热恶风，头痛目赤，咽喉肿痛。

【剂型与规格】口服液，每支 10ml。

【用法与用量】口服，5 岁以下每次 10ml；5～10 岁每次 20～30ml，一日 3 次。

【临床应用】

①风热感冒。症见发热重，恶寒，有汗或无汗，头痛，鼻塞流涕，咳嗽咽红，或目赤流泪，烦热口渴，舌质红少津，苔薄黄，脉浮数。

②痄腮。症见发热，一侧或两侧耳下腮部肿大，压之疼痛，有弹性感，舌尖红，苔薄白，脉浮数。

③喉痹。症见咽痛，口微渴，发热，微恶寒，咽部轻度充血，水肿，舌边尖红，苔薄白，脉浮数。

【注意事项】

①忌食辛辣、生冷、油腻食物。

②风寒感冒者不适用，表现为发热畏冷、肢凉、流清涕，

咽不红。

③脾虚易腹泻者慎服。

④对本品过敏者禁用，过敏体质者慎用。

⑤本品性状发生改变时禁止使用。

小儿胃宝丸

【药物组成】山楂（炒）、六神曲（炒）、山药（炒）、鸡蛋壳（焙）、麦芽（炒）。

【功效主治】消食化积，健脾养胃。用于脾虚所致的积滞，症见停食停乳，呕吐泄泻，消化不良。

【剂型与规格】丸剂，每丸0.5g。

【用法与用量】口服。1~3岁一次2~3丸，3岁以上一次5~6丸，一日3次。

【药理作用】本药具有促进消化液分泌，增强消化酶（蛋白酶和淀粉酶）活性，并有一定的镇静作用。

【临床应用】

①脾胃虚弱，消化不良。

②食滞引起的呕吐和腹泻。

③厌食症。在治疗组206例患者中1~3岁每次1.5g，每日3次口服，4~6岁每次2.5g，每日3次口服，连续服用7天为一疗程，共4个疗程。结果：1~3岁81人显效46人，有效31人，无效4人，有效率95.06%；4~6岁125人显效66人，有效49人，无效10人，有效率92.0%，总有效率93.51%。

【注意事项】

①本品具有消食健脾功效，为脾虚伤食泻泄所设，不宜用于风寒外感以及阴虚所致的厌食。

②厌食伴有便秘者慎用。

③服药期间饮食宜于清淡，忌食生冷、辛辣食物。

④服药期间宜规律饮食，不吃零食，不要偏食。

【其他剂型】片剂，每片 0.5g。口服，1～3 岁一次 2～3
片，一日 3 次，3 岁以上酌增。

小儿喜食糖浆

【药物组成】白术（炒）、六神曲（炒）、山楂、稻芽
（炒）、麦芽（炒）、枳壳（炒）。

【功效主治】健脾，消食，化积。用于治疗小儿单纯性消
化不良，食欲不振及消化不良引起的腹泻。

【剂型与规格】糖浆剂，每瓶装 100ml。

【用法与用量】口服，1～5 岁一次 3～5ml，5 岁以上一次
10～15ml，周岁以内酌减，一日 3 次。

【药理作用】

①枳壳有效成分挥发油有增加胃肠蠕动的功效。

②六神曲（炒）、山楂、稻芽（炒）、麦芽（炒）有促进
消化的作用。

③白术（炒）具有改善消化功能的作用。

【临床应用】可改善各种厌食所致的临床症状，对小儿脾
胃虚弱，饮食不调，胃肠功能紊乱，身体消瘦，面色萎黄，小
儿营养不良，积食等均有明显治疗效果，并能促进少年儿童的
正常发育。

【注意事项】

①忌食生冷、辛辣食物。

②节制饮食，不要偏食。

③对本品过敏者禁用，过敏体质者慎用。

【其他剂型】片剂，口服，1～3 岁一次 2～3 片，3～5 岁
一次 3～5 片，5 岁以上酌量增加，一日 3 次。

山麦健脾口服液

【药物组成】山楂、麦芽、砂仁、干姜、陈皮等。

【功效主治】消食健脾，行气和胃。用于饮食积滞所致的小儿厌食症。

【剂型与规格】口服液，每支装 10ml。

【用法与用量】口服，一次 10ml，一日 2～3 次。

【注意事项】

①忌食生冷油腻及不易消化食品。

②感冒时不宜服用。

③对本品过敏者禁用，过敏体质者慎用。

④药品性状发生改变时禁止服用。

小儿消积止咳口服液

【药物组成】山楂（炒）、槟榔、枳实、枇杷叶（蜜制）、瓜蒌、莱菔子（炒）、葶苈子（炒）、桔梗、连翘、蝉蜕。

【功效主治】清热理肺，消积止咳。用于小儿食积咳嗽属痰热证，症见：咳嗽，以夜重，喉间痰鸣，腹胀，口臭等。

【剂型与规格】口服液，每支装 10ml。

【用法与用量】口服：周岁以内一次 5ml，1～2 岁一次 10ml；3～4 岁一次 15ml；5 岁以上一次 20ml，一日 3 次；5 天为一疗程。

【药理作用】

①山楂含有消化酶，有助消化作用。

②桔梗、连翘有抗菌、解热、化痰、止咳的作用。

③瓜蒌、枇杷叶有抗菌、祛痰、镇咳作用。

④葶苈子有降血脂、抑制血小板聚集、利尿、止渴作用。

⑤莱菔子有通便、祛痰作用。

⑥蝉蜕有镇惊安神功能。

⑦枳实有抗菌和促进消化的作用。

⑧槟榔有驱虫作用。

【临床应用】

①急性上呼吸道感染。

②急性支气管炎。

③急性肺炎。

【合理配伍】与含各种金属离子的西药，如氢氧化铝制剂、钙制剂、亚铁制剂等合用会形成络合物，影响吸收。

【不良反应】偶见腹泻。

小儿消炎栓

【药物组成】金银花、黄芩、连翘。

【功效主治】清热解毒，轻宣风热。用于外感风热，发热，咳嗽，咽痛。

【剂型与规格】栓剂，每粒1.5g。

【用法与用量】直肠给药，小儿一次1粒，一日2~3次。

【注意事项】

①风寒感冒者不适用，表现为恶寒发热，无汗，喉痒咳嗽，咽不红肿。

②脾胃虚弱，大便稀溏者慎用。

③药品性状发生改变时禁止服用。

小儿泻速停颗粒

【药物组成】地锦草、儿茶、乌梅、北山楂（炒焦）、茯苓、白芍、甘草。

【功效主治】清热利湿，健脾止泻，解痉止痛。用于治疗小儿泄泻、腹痛、纳差（尤适用于秋季腹泻及迁延、慢性腹泻)。

【剂型与规格】颗粒剂，每袋装5g，10g。

【用法与用量】开水冲服，一日3～4次；1岁以内，一次1.5～3g；1～3岁，一次3～6g；3～7岁，一次6～9g。

【药理作用】

①止泻：地锦草、儿茶、乌梅、北山楂（炒焦）均有止泻作用。

②止痛。

③解痉：本药对离体家兔的回肠蠕动有抑制作用；对氨甲酰胆碱所致的家兔离体回肠痉挛也有抑制作用，并与药物的浓度呈正比。

④抗菌：本药对伤寒杆菌、痢疾杆菌、金黄色葡萄球菌有抑制作用。

【临床应用】

①中医：小儿泻泄，腹痛，纳差等症。

②西医：小儿急性腹泻、秋季腹泻、慢性腹泻。

【注意事项】

①本品适用于湿热泻泄，寒湿泄泻不宜使用。

②饮食清淡易于消化，多饮水，忌食生冷、油腻食物。

③严重腹泻注意口服或静脉补液。

小儿咽扁颗粒

【药物组成】金银花、金果榄、人工牛黄、桔梗、玄参、麦冬、射干、冰片。

【功效主治】清热利咽，解毒止痛。用于肺实热引起的咽喉肿痛，口舌糜烂，咳嗽痰盛，咽炎喉炎，扁桃体炎。

【剂型与规格】颗粒剂，每袋装8g。

【用法与用量】开水冲服，1～2岁一次半袋，一日2次；

3~5 岁一次半袋，一日 3 次；6~14 岁一次 1 袋，一日 2 ~ 3 次。

【药理作用】抗菌、消炎、清热和止痛功效。射干有止咳平喘作用。

【临床应用】用于实热引起的咽炎、扁桃体炎、口腔炎等。

①乳蛾：症见咽喉红肿疼痛，口渴，舌尖红，脉浮数。

②急喉痹：症见咽痛而口微渴，发热，微恶寒，咽部轻度充血，舌边尖红，苔薄黄，脉浮数。

【注意事项】

①忌食辛辣、生冷、油腻食物。

②急性喉炎不适用，症见咳嗽伴有犬鸣声时应及时到医院就诊。

③风寒袭肺咳嗽不适用，症见发热恶寒、鼻流清涕、咳嗽痰白等。

④脾虚易腹泻者慎服。

⑤对本品过敏者禁用，过敏体质者慎用。

⑥本品性状发生改变时禁止使用。

⑦糖尿病患儿禁服。

小儿增食片

【药物组成】山楂、麦芽、六神曲、茯苓、三棱、陈皮、肉豆蔻、香附、枳壳、槟榔、大黄、甘草。

【功效主治】消食导滞，增进食欲。用于小儿厌食，偏食，面黄肌瘦，便干，食积。

【剂型与规格】片剂，每片 0.25g。

【用法与用量】咀嚼口服，1 ~ 2 岁，一次 1 片，4 ~ 13 岁，一次 2 片，一日 3 次。

【注意事项】

①忌食生冷油腻及不易消化食品。

②婴儿不宜服用。

③本品适用于乳食积滞所致的厌食、偏食。长期厌食、体弱消瘦或脾虚便溏者不宜服用。

④服药后大便次数增多（超过3次）且稀薄者应停服。

⑤对本品过敏者禁用，过敏体质者慎用。

⑥药品性状发生改变时禁止服用。

小儿增食丸

【药物组成】焦山楂、焦神曲、焦麦芽、鸡内金、槟榔、代代花、枳壳、莱菔子、砂仁、橘红、黄芩。

【功效主治】消食化积，健脾和胃。用于食欲不振，停食停乳，嗳气胀满，消化不良。

【剂型与规格】蜜丸，每丸3g。

【用法与用量】口服，年长儿，每次2丸；学龄前儿童，每次1丸半；1~3岁，每次1丸；1岁以下，每次半丸；1日2~3次。

【药理作用】

①焦山楂、焦神曲、焦麦芽、莱菔子等含有消化酶和酵母，具有促进食欲，增进消化的作用。

②鸡内金含胃激素，能促进胃运动和胃排空，从而改善消化功能。

③枳壳、砂仁、橘红、槟榔等可兴奋胃肠平滑肌，增进胃肠蠕动的作用。

④代代花的有效成分挥发油，有健胃作用。

⑤黄芩有利胆、抗菌、消炎等多种作用。

【临床应用】

①小儿消化不良。

②营养不良。

③小儿厌食症。

④肠道寄生虫病。

【注意事项】

①本药对小儿脾胃虚弱疗效较好。

②药物经过炒焦后的药效，中、西医看法也不尽相同。

小儿珍贝散

【药物组成】牛黄、珍珠、川贝母、天竺黄、沉香、胆南星、煅硼砂、冰片。

【功效主治】清热、消炎、止咳、化痰。用于小儿气管炎，支气管炎，哮喘性支气管炎。

【剂型与规格】散剂，每瓶装 3g。

【用法与用量】用温开水送服或用糖水调服。2 岁以下每次 0.15～0.3g，3～5 岁每次 0.3～0.6g，6～12 岁每次0.6～0.9g，一日 3 次。

【药理作用】

①镇咳祛痰：川贝母的总生物碱和非生物碱部分均有明显的镇咳作用。

②牛黄对人工实验动物发热有降温作用。

③冰片有抑菌和镇痛作用。

④牛黄所含的胆酸部分对中枢神经系统的兴奋有拮抗作用，牛黄还能缓解咖啡因、樟脑及苦味素引起的小鼠惊厥。

【临床应用】

①支气管肺炎。

②支气管炎。

③气管炎。

【合理配伍】本品含有煅硼砂，与四环素、先锋霉素Ⅰ和Ⅱ、乌洛托品、新生霉素、氨苄青霉素、呋喃吡啶合用，否则药效降低；与阿司匹林、消炎痛、保泰松、对氨基水杨酸钠、维生素 B_1 合用会导致分解失效；与心得安、氯丙嗪、利眠宁、硫酸亚铁、异烟肼、地戈辛、苯巴比妥、苯妥英钠合用会导致吸收降低；与奎宁、氯奎、强力霉素、新斯的明合用会导致从尿中排出，促使血药浓度降低，而与奎尼丁合用会导致排出减少，血药浓度增加引起中毒。

【注意事项】大便溏薄者慎用。

小儿止咳糖浆

【药物组成】甘草流浸膏、桔梗、橙皮酊、氯化铵。

【功效主治】祛痰，镇咳。用于小儿感冒引起的咳嗽。

【剂型与规格】糖浆剂，每瓶装 100ml。

【用法与用量】口服，2~5岁每次5ml，2岁以下酌情递减，5岁以上每次5~10ml，一日3~4次。

【药理作用】

①祛痰作用：本品所含桔梗皂苷可使呼吸道的黏液分泌量增加，促进支气管黏膜液体排出，同时本品可刺激胃黏膜的神经末梢，反射性地引起支气管黏液腺分泌量增多，使痰液稀释而易于咳出。

②镇咳作用：本品口服后能覆盖发炎的咽部黏膜，减少对它的刺激，同时使支气管平滑肌松弛，起到镇咳作用。

③消炎作用：本品含有甘草甜素和甘草次酸，可抑制毛细血管通透性亢进，抗组胺或降低细胞对刺激的反应性。本品对角叉菜胶所致大鼠足跖水肿、大鼠的棉球肉芽肿、甲醛性浮肿、皮下肉芽肿性炎症均有抑制作用。

【合理配伍】与降血糖药合用会产生拮抗作用；与氢氯噻嗪合用易导致低血钾；与水杨酸制剂合用易导致消化性溃疡。

【注意事项】

①忌食生冷辛辣食物。

②本品含氯化铵。肝肾功能异常者慎用；消化性溃疡患者应在医师指导下使用。

③患有高血压、心脏病等慢性病者均应慎用。糖尿病患儿应在医师指导下服用。

④本品不宜久服。

小儿止泻安颗粒

【药物组成】茯苓、陈皮、木香（煨）、砂仁、肉豆蔻（煨）、赤石脂（煨）、伏龙肝。

【功效主治】健脾和胃，固肠止泻。用于脾胃虚弱所致的泻泄，症见大便溏泄，纳少倦怠；小儿消化不良见上述证候者。

【剂型与规格】颗粒剂，每袋装12g。

【用法与用量】颗粒剂：开水冲服，1岁以内一次3g，1~2岁一次6g，一日3次；3岁一次12g，一日2次。或遵医嘱。

【药理作用】

①陈皮有抗菌、消炎作用。对葡萄球菌、绿脓杆菌、福氏痢疾杆菌、变形杆菌等均有抑制作用；橙皮苷可降低毛细血管的通透性，并能拮抗组胺和溶血卵磷脂引起的毛细血管通透性增高。

②茯苓有利尿作用和抑菌作用。茯苓多糖有调节机体免疫的功能。

③赤石脂涩肠止泻，燥湿生肌，对久泻久痢、便血有一定

功效。伏龙肝性温，可温中燥湿。

④砂仁行气调中，调理脾胃，治疗胃呆食滞，寒泻冷痢。

【临床应用】

①中医：小儿脾虚泻泄。症见腹痛厌食，畏寒肢冷，舌淡苔白，脉沉细。

②西医：小儿慢性腹泻、慢性痢疾。

【不良反应】目前尚未检索到不良反应报道。

【注意事项】

①急性腹泻不适宜应用本药。

②腹泻严重，有明显脱水者，需注意补液治疗。

③服药期间应忌食生冷、油腻之品。

④实证、热证慎用。

小儿智力糖浆

【药物组成】龟甲、龙骨、远志、石菖蒲、雄鸡。

【功效主治】调补阴阳，开窍益智。用于小儿轻微脑功能障碍综合征。

【剂型与规格】溶液剂，每支装 10ml。

【用法与用量】口服。一次 10~15ml，一日 3 次。

【合理配伍】儿童多动症非一般草木之药所能奏效，非血肉有情之品方能填补。故小儿智力糖浆以"脑为髓之海""肾可主骨生髓""后天济先天"等中医理论为依据，重用血肉有情之品大补心肝肾，辅以益智开窍。方中龟板咸平，补肾滋阴，益气壮志，为阴灵之物，龙骨甘平，平肝潜阳，安神镇静，敛聚阳气，二物相用补阴敛阳，以达阴平阳秘；菖蒲辛温，开通九窍，能使耳目聪明而不忘；远志化痰，安神定志养心，佐龙骨镇静安神养心加用雄鸡，此为阴中之阳能补气温中通神，全方共奏补益心肾，平衡阴阳，安神开窍之功。

【临床应用】若能长期服用，可开窍益智。治疗儿童多动症的总有效率高达94.6%。

【注意事项】忌食生冷之物。本品密闭贮藏于阴凉处。久置后如有少量沉淀，可摇匀后服用，不影响疗效。

小青龙口服液

【药物组成】麻黄、桂枝、白芍、干姜、细辛、甘草、半夏（制）、五味子。

【功效主治】解表化饮，止咳平喘。用于风寒水饮，恶寒发热，无汗，喘咳痰稀。

【剂型与规格】口服液，每支装10ml。

【用法与用量】一次1支，一日3次。

【注意事项】

①忌烟、酒及辛辣、生冷、油腻食物。

②不宜在服药期间同时服用滋补性中药。

③内热咳喘及虚喘者不适用。

④支气管扩张、肺脓疡、肺心病、肺结核患者出现咳嗽时应去医院就诊。

⑤高血压、心脏病、肝病、糖尿病、肾病等慢性病严重者慎用。

⑥服药期间，若患者发热体温超过38.5℃，或出现喘促气急者，或咳嗽加重，及时就诊。

泻青丸

【药物组成】龙胆草、栀子、青黛、大黄（酒炒）、羌活、防风、当归、川芎。

【功效主治】清肝泻火。用于耳鸣耳聋，口苦头晕，两胁疼痛，小便赤涩。

【剂型与规格】丸剂，每袋装 7g。

【用法与用量】口服，一次一袋，一日 2 次。

【注意事项】

①忌食辛辣、鱼腥刺激性食物。

②年老体弱、大便溏软及脾肾虚寒证者慎用。

③不宜在服药期间同时服用温补性中成药。

④服药三天后症状无改善，或出现其他症状，应去医院就诊。

⑤药品性状发生改变时禁止服用。

⑥孕妇忌服。

心 可 舒 片

【药物组成】丹参、葛根、木香、三七、山楂。

【功效主治】活血化瘀，行气止痛。用于气滞血瘀型冠心病引起的胸闷、心绞痛、头晕、头痛、颈项疼痛及心律失常、高血脂等症。

【剂型与规格】片剂，每片 0.3g。

【用法与用量】口服，一次 4 片，一日 3 次；或遵医嘱。

【药理作用】抗心肌缺血，降血压，降血脂，抗心律失常，促纤溶，抗血栓，降低血黏度，降低血小板聚集，提高心脏功能，逆转心肌肥厚，提高 SOD 活性，抗自由基损伤，降低血过氧化脂质含量。

【注意事项】孕妇慎用。

辛 芩 颗 粒

【药物组成】细辛、黄芩、苍耳子、白芷、荆芥、防风、石菖蒲、白术、桂枝、黄芪。

【功效主治】益气固表，祛风通窍。用于鼻鼽、肺气不足、外感风邪证、恶风自汗、鼻流清涕、鼻塞、脉虚浮；过敏性鼻炎见上述证候者。

【用法与用量】开水冲服，一次1袋，一日3次，20天为一个疗程。

醒脑静注射液

【药物组成】麝香、栀子、郁金、冰片。

【功效主治】清热泻火，凉血解毒，开窍醒脑。用于流行性乙型脑炎、肝昏迷，热入营血，内陷心包，高热烦躁，神昏谵语，舌绛脉数。

【剂型与规格】每支装10ml。

【用法与用量】肌肉注射，一次2～4ml，一日1～2次。静脉滴注一次10～20ml，用5%～10%葡萄糖注射液或氯化钠注射液250～500ml稀释后滴注，或遵医嘱。

【药理作用】具有抗脑缺血损伤作用。醒脑静注射液可低减轻结扎颈总动脉所致脑缺血再灌注损伤家兔模型的脑组织超微结构损伤。还可减少局灶性脑缺血大鼠的氧自由基的生成；减少大鼠大脑中动脉栓塞法（MCAO）模型海马组织神经细胞的凋亡。体外能减少谷氨酸对大鼠大脑皮层神经细胞所造成的细胞内乳酸脱氢酶的漏出量，减轻细胞形态学改变。具有改善学习记忆作用。醒脑静注射液对结扎颈总动脉短暂性脑缺血所致记忆功能障碍小鼠，能延长潜伏期，减少错误次数。

【合理配伍】本品含郁金，不宜与含丁香的药物同时使用。

【注意事项】

①本品为芳香性药物，开启后应立即使用，防止挥发。

②对本品过敏者慎用，运动员慎用。

③用药期间，忌食生冷、辛辣、油腻之品，忌烟酒、浓茶。

④本品一般不宜与其他药物同时滴注，以免发生不良反应。

⑤本品含芳香走窜药物，孕妇忌用。

【不良反应】

①偶见过敏反应，表现为皮肤瘙痒、皮疹、药物热等。

②偶见胸闷，憋气，呼吸、心跳加快等不良反应症状。

醒脾养儿颗粒

【药物组成】一点红、毛大丁草、山栀茶、蜘蛛香。

【功效主治】醒脾开胃，养血安神，清热解毒，固肠止泻。用于脾气虚所致的儿童厌食，腹泻便溏，烦躁盗汗，遗尿夜啼。

【剂型与规格】颗粒剂，每袋装2g。

【用法与用量】温开水冲服。1岁以内一次2g，1~2岁一次4g，一日2次。3~6岁一次4g，一日3次。7~14岁一次6~8g，一日2次。

【药理作用】本药具有清热解毒和改善消化功能的作用。

【临床应用】

①小儿厌食症。

②小儿偏食。

③消化不良（腹胀、便稀）。

【注意事项】

①本品为脾虚食欲不振者而设，胃热实证厌食者忌用。

②服药期间忌食油腻厚味等不消化食品。

③减少巧克力等零食以及含糖饮料的摄入，防止由此加重病情。

④适当增加患儿活动量，有助于增加食欲。

⑤伴感冒发热，表证未解者慎用。

⑥本药服用需较长时间，一般每疗程约 3 周。

⑦严重感染性腹泻，需用其他中西药物。

⑧糖尿病患儿禁服。

血府逐瘀胶囊

【药物组成】桃仁、红花、当归、赤芍、生地、川芎、枳壳、桔梗、柴胡、牛膝、甘草。

【功效主治】活血祛瘀，行气止痛。用于瘀血停滞胸中而见胸痛、头痛，痛如针刺而有定处，或呃逆干呕、烦急、心悸失眠、午后潮热，或唇舌紫暗、舌有瘀点、脉弦涩等症。

【剂型与规格】胶囊剂，每粒装 0.4g。

【用法与用量】温开水送服。每粒 0.4g，6 粒/次，2 次/日。1 个月为 1 疗程。置阴凉干燥处。

【药理作用】主要有抑制血小板聚集，改善心功能，抗心律失常，改善血液流变性以及微循环，抗缺氧，镇痛，抗炎，降血脂及增强免疫功能等作用。

【注意事项】服药期间忌辛辣、生冷食物。孕妇忌服。

血 尿 胶 囊

【功效主治】清热利湿，凉血止血。用于急、慢性肾盂肾炎血尿，肾小球肾炎血尿，泌尿结石及肾挫伤引起的血尿及不明原因引起的血尿，亦可作为治疗泌尿系统肿瘤的辅助药物。

【剂型与规格】胶囊剂，每粒装 0.32g。

【用法与用量】一日 3 次，一次 5 粒。

清开灵注射液

【药物组成】胆酸、珍珠母（粉）、猪去氧胆酸、栀子、水牛角（粉）、板蓝根、黄芩苷、金银花。辅料为依地酸二钠、硫代硫酸钠、甘油。

【功效主治】清热解毒，化痰通络，醒神开窍。用于热病，神昏，中风偏瘫，神志不清；急性肝炎、上呼吸道感染、肺炎、脑血栓形成、脑出血见上述证候者。

【剂型与规格】注射液，每支装 10ml。

【用法与用量】肌内注射，一日 2～4ml。重症患者静脉滴注，一日 20～40ml，以 10% 葡萄糖注射液 200ml 或氯化钠注射液 100ml 稀释后使用。

【药理作用】

①具有解热作用。能抑制细菌内毒素和内生致热原引起的家兔发热反应。

②具有保护脑组织作用。能延长易感型自发性高血压大鼠的生存期和卒中后的存活时间，促进脑出血灶的吸收。能改善自体血凝块致脑血肿家兔的血气异常，降低血－脑脊液屏障通透性，促进脑组织内血肿的吸收。本品可抑制神经细胞凋亡的发生，减少凋亡及坏死细胞。

③具有抗肝损伤作用。能明显缩小四氯化碳致肝损伤大鼠的肝细胞变性和坏死范围，增加肝细胞内 RNA 和蛋白质的含量，增强肝细胞线粒体上的氧化还原酶的活性。

【合理配伍】到目前为止，已确认清开灵注射液不能与硫酸庆大霉素、青霉素 G 钾、肾上腺素、阿拉明、乳糖酸红霉素、多巴胺、山梗菜碱、硫酸美芬丁胺等药物配伍使用。

【注意事项】

①过敏体质者慎用。

②孕妇慎用。

③有表证恶寒发热者慎用。

④合并有心脑血管、肝、肾和造血系统等严重原发性疾病者慎用。

炎琥宁注射液

【功效主治】适用于病毒性肺炎和病毒性上呼吸道感染。

【剂型与规格】1ml：80mg，2ml：40mg，4ml：80mg，5ml：0.2g，5ml：80mg，5ml：100mg，10ml：200mg（以炎琥宁计）。

【用法与用量】临用前加适量灭菌注射用水溶解。肌肉注射一次 40～80mg，一日 1～2 次。静脉滴注用 5% 葡萄糖注射液或 5% 葡萄糖氯化钠注射液稀释后静脉滴注，一日 0.16～0.4g，一日 1～2 次给药。小儿酌减或遵医嘱。

【药理作用】本品系植物穿心莲提取物——穿心莲内酯经酯化、脱水、成盐精制而成的脱水穿心莲内酯琥珀酸半酯钾钠盐，与穿琥宁在体内活性代谢物为同一物质（穿琥宁为穿心莲内酯半酯单钾盐）。穿心莲内酯非临床药理研究表明：

①本品对细菌内毒素引起发热的家兔有较强的解热作用，能促进发热的消退，作用迅速并可维持 4 小时以上；

②本品能对抗由二甲苯或组织胺所引起毛细血管壁通透性增高；

③本品能缩短戊巴比妥钠引起的小白鼠睡眠潜伏期，延长其睡眠时间，还能加强阈下量的戊巴比妥钠作用，引起小白鼠睡眠，该实验结果提示本品有明显的镇静作用；

④本品能明显促进大白鼠肾上腺皮质功能，增加机体对病原体感染的应急能力；

⑤临床病原学诊断实验和组织培养灭活实验显示本品体外

对流感病毒甲 I 型、甲 III 型、肺炎腺病毒（Adv）III 型、IV型，肠合胞病毒及由呼吸道合胞病毒（Rsv）均有一定灭活作用。

【合理配伍】

①本品忌与酸、碱性药物或含有亚硫酸氢钠、焦亚硫酸钠为抗氧剂的药物配伍。

②本品不宜与氨基糖苷类、喹诺酮类药物配伍。

【不良反应】关于炎琥宁临床应用文献报道较少，偶见皮疹等过敏反应。炎琥宁与穿琥宁在体内活性代谢物为同一物质，文献报道穿琥宁上市后观察到的不良反应有：①过敏反应，可表现为皮疹、瘙痒、斑丘疹，严重甚至呼吸困难、水肿、过敏性休克，多在首次用药出现；②消化道反应，恶心、呕吐、腹痛、腹泻，也有肝功能损害报道；③血液系统反应，可见白细胞、减少血小板减少、紫癜等；④致热原样反应，寒战、高热，甚至头晕、胸闷、心悸、心动过速、血压下降等。

【注意事项】

①在使用过程中如有发热、气短现象，应立即停止用药。

②一旦出现过敏性休克表现，立即采取相应的急救措施。

③本品需输注前新鲜配制，药物性状发生改变时禁用。

④对本品中任何成分过敏者禁用。

⑤孕妇禁用。

养胃舒颗粒

【药物组成】党参、陈皮、黄精（蒸）、山药、玄参、乌梅、山楂、北沙参、干姜、菟丝子、白术（炒）。

【功效主治】滋阴养胃。用于慢性胃炎，胃脘灼热，隐隐作痛。

【剂型与规格】颗粒剂，每袋装 10g；每袋装 5g。

【用法与用量】开水冲服，一次 1～2 袋，一日 2 次。

【药理作用】具有抗炎镇痛、改善胃泌酸、增强消化机能、增强免疫功能作用，在所给剂量内无任何毒副作用。

①抗病原微生物：对大肠杆菌、幽门螺旋杆菌等多种致病菌有抗菌作用。

②扩张血管：能扩张血管，对胃黏膜血流量有改善作用，帮助胃黏膜炎症恢复。

③对化学性慢性胃炎及福氏佐剂引起的慢性萎缩性胃炎模型可使胃黏膜糜烂，慢性炎细胞浸润、充血出血等病变程度减轻以及发生率减少。据 80 例病理检验，胃体小弯侧和大弯侧炎症改变为 82.5%，萎缩腺体改善率为 78.4%。

④可升高大鼠胃酸的总酸度及增加胃蛋白酶活性，促进消化液及消化酶分泌。

⑤可使冰醋酸致痛小鼠的扭体反应次数减少，说明有镇痛作用。减轻二甲苯致小鼠耳肿胀，提示有抗炎作用。

⑥调节免疫功能：慢性胃炎、萎缩性胃炎免疫功能多降低。本品可使降低的细胞免疫功能升高，表现为淋巴细胞转化率、总玫瑰花环率明显升高，使失调的免疫功能得以恢复。

【注意事项】

①孕妇慎用。

②湿热胃痛证及重度胃痛慎用。

③糖尿病患者、儿童及年老体虚者慎用。

④服本药三天症状未改善，应停止服用，并去医院就诊。

⑤对本品过敏者禁用，过敏体质者慎用。

⑥本品性状发生改变时禁止使用。

养阴清肺口服液

【药物组成】地黄、麦冬、玄参、川贝母、白芍、牡丹皮、薄荷、甘草。

【功效主治】养阴润肺，清热利咽。用于咽喉干燥疼痛，干咳、少痰或无痰。

【剂型与规格】每支 10ml。

【用法与用量】口服，一次 1 支，一日 2~3 次。

【注意事项】

①忌烟、酒及辛辣食物。

②痰湿壅盛患者不宜服用，其表现为痰多黏稠，或稠厚成块。

③风寒咳嗽者不宜服用，其表现为咳嗽声重，鼻塞流清涕。

④有支气管扩张、肺脓疡、肺心病的患者及孕妇、糖尿病患者慎用。

⑤服用三天，症状无改善，应去医院就诊。

⑥按照用法与用量服用，小儿、年老体虚者慎用。

⑦不宜长期服用。

⑧对本品过敏者禁用，过敏体质者慎用。

⑨本品性状发生改变时禁止使用。

一捻金胶囊

【药物组成】大黄、牵牛子（炒）、槟榔、人参、朱砂。

【功效主治】消食导滞，祛痰，通便。用于脾胃不和所致的小儿乳食停滞，腹胀便秘，痰盛喘咳。

【剂型与规格】胶囊剂，每粒装 0.3g。

【用法与用量】口服，一岁以内一次 1 粒，1~3 岁一次 2 粒，4~6 岁一次 3 粒，一日 1~2 次。6 岁以上请遵医嘱。

【药理作用】现代药理研究发现，人参可以兴奋神经及内分泌系统，改善代谢、增强免疫力；大黄煎剂可以促进肠蠕动，有利于调节肠道菌群。牵牛子（炒）、槟榔具有驱除蛔虫、绦虫、蛲虫的作用，其机制是对虫体有麻痹作用。这几味中药联合使用，攻补兼施，是治疗小儿便秘的良方。

【临床应用】

①积滞：因乳食停滞、郁而化热所致，症见纳食不佳，呕吐酸腐乳食，烦躁啼哭，惊惕不安，舌红苔黄腻，脉滑数。

②便秘：因肠内蕴热，运化失司所致，症见食欲不振，腹部胀满，夜眠不安，大便干燥，舌红苔黄厚，脉滑数。

③食积痰盛：因乳食积滞，痰涎壅盛所致，症见食纳不佳，呼吸急促，痰盛喘咳，舌红苔黄腻，脉滑数。有人试用于小儿肺炎取得较好疗效。用一捻金散剂蜂蜜调服治疗小儿肺炎69 例，2 ~6 个月服 0.6 ~1g；6 个月 ~1 岁服 1 ~1.5g；1 ~3 岁服 1.5 ~2g；3 ~6 岁服 2 ~2.5g，对喘憋严重或伴心衰，结果痊愈 63 例，好转 6 例。

【注意事项】

①本品含有大黄，为胃热食滞者而设，脾胃虚寒者忌用。

②久用易造成小儿脾胃虚寒，中病即止，不宜久用。

③服药期间不宜过食生冷、油腻之物。

④胶囊剂，3 岁以下儿童吞服困难，宜打开胶囊后用温开水冲服。

⑤因含有朱砂，不能超量或长疗程应用。

【其他剂型】颗粒剂，每袋装 1.2g。口服。1 岁以内一次 0.3g，1 ~3 岁一次 0.6g，4 ~6 岁一次 1g，一日 1 ~2 次；或遵医嘱；散剂，每袋装 1.2g。口服。1 岁以内一次 0.3g，1 ~3 岁一次 0.6g，4 ~6 岁一次 1g，一日 1 ~2 次，或遵医嘱。

一 清 颗 粒

【药物组成】黄连、大黄、黄芩。

【功效主治】清热泻火解毒，化瘀凉血止血。用于火毒血热所致的身热烦躁、目赤口疮、咽喉牙龈肿痛、大便秘结；咽炎、扁桃体炎、牙龈炎见上述证候者。

【剂型与规格】颗粒剂，每袋装 7.5g。

【用法与用量】开水冲服。一次 7.5g，一日 3～4 次。

【不良反应】偶见皮疹，恶心，腹泻，腹痛。

【注意事项】

①忌烟、酒及辛辣食物。

②不宜在服药期间同时服用滋补性中药。

③糖尿病患者及有高血压、心脏病、肝病、肾病等慢性病严重者慎用。

④出现腹泻时可酌情减量。服药后大便次数每日 2～3 次者，应减量；每日 3 次以上者，应停用并向医师咨询。

⑤扁桃体有化脓或发热体温超过 38.5℃的患者应去医院就诊。

⑥脾虚便溏者慎用。

⑦严格按用法与用量服用，本品不宜长期服用。

⑧服药 3 天症状无缓解，应去医院就诊。

⑨对本品过敏者禁用，过敏体质者慎用。

⑩本品性状发生改变时禁止使用。

医 痫 丸

【药物组成】生白附子、天南星（制）、半夏（制）、猪牙皂、僵蚕（炒）、乌梢蛇（制）、蜈蚣、全蝎、白矾、雄黄、朱砂。

【功效主治】祛风化痰，定痫止搐。用于痰湿阻络所致癫痫，症见抽搐昏迷，双目上吊，口吐涎沫。

【剂型与规格】丸剂，每袋装 6g。

【用法与用量】口服，一次 3g，一日 2 ~ 3 次，小儿酌减。

【注意事项】医痫丸含毒性药，不宜多服，孕妇禁用。

茵栀黄口服液

【药物组成】茵陈、栀子、黄芩、金银花。

【功效主治】由传统中医古方"茵陈蒿汤"衍生而来。清热解毒，利湿退黄。用于急性、迁延性、慢性肝炎和婴儿肝炎综合征，也可用于重型肝炎Ⅰ型和其他重型肝炎的综合治疗。还可用于多种肝胆疾病，如：胆囊炎、胆管炎、肝硬化、胆道结石等症，中医辨证属湿热蕴蒸型，症见身目发黄，其色鲜明，发热口渴，心烦，食欲不振，小便黄赤，舌苔黄腻，脉弦数。

【剂型与规格】口服液，每支装 10ml（含黄芩苷 0.4g）。

【用法与用量】口服液：1 次 10ml 次，1 日 3 次。

【注意事项】本品如有结晶或固体析出，可用沸水温热溶解后使用。

银黄口服液

【药物组成】金银花、黄芩。

【功效主治】清热疏风，利咽解毒。用于外感风热、肺胃热盛所致的咽干、咽痛、喉核肿大、口渴、发热；急慢性扁桃体炎、急慢性咽炎、上呼吸道感染见上述证候者。

【剂型与规格】口服液，每支装 10ml。

【用法与用量】口服，一次 10 ~ 20ml，一日 3 次。

【注意事项】

①忌烟酒、辛辣、鱼腥食物。

②不宜在服药期间同时服用滋补性中药。

③糖尿病患者及有高血压、心脏病、肝病、肾病等慢性病

严重者慎用。

④脾虚便溏者慎用。

⑤扁桃体有化脓或发热体温超过38.5℃的患者应去医院就诊。

⑥服药3天症状无缓解，应去医院就诊。

⑦对本品过敏者禁用，过敏体质者慎用。

⑧本品性状发生改变时禁止使用。

银翘解毒丸

【药物组成】金银花、连翘、薄荷、荆芥、淡豆豉、牛蒡子（炒）、桔梗、淡竹叶、甘草。

【功效主治】辛凉解表，清热解毒。用于风热感冒，发热头痛，咳嗽，口干，咽喉疼痛。

【剂型与规格】丸剂，每100粒10g。

【用法与用量】口服，一次6g，一日2～3次，以芦根汤或温开水送服。

【注意事项】

①忌烟、酒及辛辣、生冷、油腻食物。

②不宜在服药期间同时服用滋补性中成药。

③风寒感冒者不适用，其表现为恶寒重，发热轻，无汗，头痛，鼻塞，流清涕，喉痒咳嗽。

④高血压、心脏病、肝病、糖尿病、肾病等慢性病严重者慎用。

⑤服药3天后或服药期间症状无改善，或症状加重，或出现新的严重症状如胸闷、心悸等应立即停药，并去医院就诊。

⑥对本品过敏者禁用，过敏体质者慎用。

⑦本品性状发生改变时禁止使用。

婴儿健脾散

【药物组成】白扁豆（炒）、山药、白术（炒）、鸡内金（炒）、川贝母、木香（炒）、碳酸氢钠、人工牛黄。

【功效主治】健脾消食，和胃止泻。用于婴儿非感染性腹泻，属脾虚夹滞证候者，症见：大便次数增多，质稀气臭，含有未化之物，面色不华，乳食少进，腹胀腹痛，烦躁不宁，肌肉消瘦，神疲倦怠。

【剂型与规格】散剂，每袋装1.5g。

【用法与用量】口服。一次1.5～3g，周岁以内一次0.75g，一日2次。

【临床应用】因脾胃虚弱，运化失调所致泄泻，症见大便次数增多，质稀气臭，消化不良，面色萎黄，乳食少进，腹痛腹胀，睡眠不宁，肌肉消瘦，神疲倦怠，舌淡红苔薄白，脉细。婴儿非感染性腹泻见上述症状者。

【注意事项】

①忌生冷油腻及不易消化食物。

②婴儿及糖尿病患儿慎用。

③感冒时不宜服用。

④长期厌食、体弱消瘦者，及腹胀重、腹泻次数增多者应去医院就诊。

⑤本品适用于大便次数增多，粪质稀气臭，含有未消化之物，乳食少进的患儿。

⑥服用本品时可用温开水调成羹状后服用。

⑦服药7天症状无缓解，应去医院就诊。

【其他剂型】颗粒剂：每袋装4g。口服。1岁以下一次1g，1～3岁一次4g，4～7岁一次8g，一日2次。口服液：每支装10ml。口服。6个月以内一次5ml，6个月至1岁一次

10ml，1~2 岁一次 15ml，一日 3 次。

婴 儿 素

【药物组成】白扁豆（炒）、山药、白术（炒）、鸡内金（炒）、川贝母、木香（炒）、碳酸氢钠、牛黄。

【功效主治】健脾、消食、止泻。用于消化不良，乳食不进，腹胀，大便次数增多。

【剂型与规格】散剂，每瓶（袋）装 0.5g。

【用法与用量】口服，1~3 岁一次 1~2 瓶（袋），周岁以内一次半瓶（袋），一日 2 次。

【药理作用】

①鸡内金、木香、白术有促进消化液分泌的作用。

②解痉和止泻：牛黄能使胃肠平滑肌松弛；白术的挥发油部分有促进胃肠平滑肌蠕动的功能；木香对离体动物小肠的运动有抑制作用；扁豆则有止吐、止泻的作用。

③牛黄有镇静、解热、抗炎作用；木香还有解除支气管平滑肌痉挛、抗菌、利尿和祛风健胃的作用。

【临床应用】

①小儿消化不良。

②非感染性腹泻。

③婴儿湿疹。

【注意事项】

①服药期间忌食生冷油腻食品。

②药性偏温，不适用于有感染发热的病人。

右 归 丸

【药物组成】熟地黄、附子（炮）、肉桂、山药、山茱萸（酒制）、菟丝子、鹿角胶、枸杞子、当归、杜仲（盐炒）。

【功效主治】温补肾阳，填精益髓。肾阳不足，命门火衰证。年老或久病气衰神疲，畏寒肢冷，腰膝软弱，阳痿遗精，或阳衰无子，或饮食减少，大便不实，或小便自遗，舌淡苔白，脉沉而迟。

【剂型与规格】小蜜丸，每瓶装45g。

【用法与用量】口服，一次1丸，一日3次。

幼泻宁颗粒

【药物组成】白术（焦）、炮姜、车前草。

【功效主治】健脾利湿，温中止泻。用于小儿脾失健运消化不良引起的腹泻。

【剂型与规格】颗粒剂，每袋装6g。

【用法与用量】1~6个月婴儿一次3~6g；6个月至1岁，一次6g；1~6岁，一次12g。

【药理作用】

①白术对应激型溃疡有显著抑制作用，可防制胃黏膜的损伤；白术还能增强单核－吞噬细胞系统吞噬的功能，促进细胞免疫，提高机体防御能力；对金黄色葡萄球菌、溶血性链球菌有一定的抑制作用。

②炮姜对痢疾杆菌、伤寒杆菌有抑制作用。

③车前草的有效成分之一是桃叶珊瑚苷，有利尿作用；对大肠杆菌、痢疾杆菌、伤寒杆菌有较强的抗菌作用。

【临床应用】用于急性感染性和非感染性腹泻。

【注意事项】

①本品温中健脾，为脾胃虚弱、寒湿困脾泄泻所设，若湿热蕴结、实热泄泻者忌用。

②伴有外感风热，表证未解，入里化热者慎用。

③服药期间忌食生冷、油腻等不易消化食品。

④为防止脱水，应根据腹泻情况适当注意水的摄入。

玉丹荣心丸

【药物组成】玉竹、丹参、降香、五味子等。

【功效主治】益气养阴，活血化瘀，清热解毒，强心复脉。用于气阴两虚或气阴两虚兼心脉瘀阻所致的胸闷、心悸、气短、乏力、头晕、多汗、心前区不适或疼痛；病毒性心肌炎见上述证候者；对心肌病、心肌损伤、心律失常、反复呼吸道感染、早期复极综合征等亦有效。

【剂型与规格】丸剂，每丸1.5g。

【用法与用量】口服，儿童1～3岁一次2丸，3～6岁一次3丸，6岁以上一次4丸，一日3次；成人一次6丸，一日3次，或遵医嘱。

【药理作用】动物试验表明，该药对小鼠感染柯萨奇病毒B3所引起的心肌病变有一定的改善作用，并可提高小鼠的常压耐缺氧能力。

【不良反应】偶见纳差、恶心，不影响治疗。

玉屏风颗粒

【药物组成】黄芪、防风、白术（炒），辅料为甘露醇、糊精、甜菊素、枸橼酸。

【功效主治】玉屏风颗粒益气，固表，止汗。用于表虚不固，自汗恶风，面色㿠白，或体虚易感风邪者。

【剂型与规格】颗粒剂，每袋装5g。

【用法与用量】开水冲服，一次5g，一日3次。

【注意事项】

①忌油腻食物。

②玉屏风颗粒宜饭前服用。

③孕妇、高血压、糖尿病患者慎用。

④服药两周或服药期间症状无明显改善，或症状加重者，应立即停药并去医院就诊。

⑤对玉屏风颗粒过敏者禁用，过敏体质者慎用。

⑥玉屏风颗粒性状发生改变时禁止使用。

玉 枢 丹

【药物组成】麝香、冰片、雄黄、山慈菇、千金子霜、红大戟、朱砂、五倍子。

【功能与主治】清热解毒，开窍止痛，化痰消肿。用于治疗疫毒时疫、痰厥、疮痈肿毒等病。症见头晕胸闷、突然仆倒、不省人事、喉有痰鸣、呕吐痰涎、四肢厥冷、头重如裹、胸闷脘胀、便溏泄泻。此外，西医之毛囊炎、丹毒也可用本品治疗。

【用法与用量】口服。成人1次1.5g，3岁以下小儿1次0.3g，4~7岁儿童1次0.6g。1日2次。外用治疗疮痈疔肿，可用醋调外敷。

【注意事项】孕妇忌服。

镇 痫 片

【药物组成】人工牛黄、朱砂、石菖蒲、广郁金、胆南星、红参、甘草、珍珠母、莲子心、麦冬、酸枣仁、远志、茯苓。

【功效主治】镇心安神，豁痰通窍。用于癫狂心乱，痰迷心窍，神志昏迷，四肢抽搐，口角流涎。

【剂型与规格】片剂，每片0.4g。

【用法与用量】口服，一次4片，一日3次，饭前服用。

正柴胡颗粒

【药物组成】柴胡、陈皮、防风、甘草、赤芍、生姜。辅料为：硬脂酸镁。

【功效主治】表散风寒，解热止痛。用于外感风寒及流行性感冒初起等。

【剂型与规格】颗粒剂，每袋装 10g。

【用法用量】含糖颗粒：开水冲服，一次 10g，一日 3 次。无糖颗粒：开水冲服，一次 3g，一日 3 次。

【注意事项】

①烟、酒及辛辣、生冷、油腻食物。

②宜在服药期间同时服用滋补性中药。

③热感冒者不适用，其表现为发热明显，微恶风，有汗，口渴，鼻流浊涕，咽喉肿痛，咳吐黄痰。

④糖尿病患者及有高血压、心脏病、肝病、肾病等慢性病严重者慎用。

⑤用药 3 天症状无缓解，应去医院就诊。

⑥本品过敏者禁用，过敏体质者慎用。

⑦药品性状发生改变时禁止使用。

⑧将本品放在儿童不能接触的地方。

知柏地黄丸

【药物组成】熟地黄、山茱萸（制）、山药、牡丹皮、茯苓、泽泻、知母、黄柏。

【功效主治】滋阴降火。用于阴虚火旺，潮热盗汗，口干咽痛，耳鸣遗精，小便短赤。

【剂型与规格】丸剂，每 100 粒 20g。

【用法与用量】口服。一次 9g，一日 2 次。

【注意事项】

①忌不易消化食物。

②感冒发热病人不宜服用。

③有高血压、心脏病、肝病、糖尿病、肾病等慢性病严重者慎用。

④服药4周症状无缓解，应去医院就诊。

⑤对本品过敏者禁用，过敏体质者慎用。

⑥本品性状发生改变时禁止使用。

止泻保童颗粒

【药物组成】人参、白术（麸炒）、茯苓、白扁豆、苍术（制）、广藿香、木香、丁香、檀香、砂仁、肉豆蔻（煨）、肉桂、吴茱萸（甘草水制）、芡实（麸炒）、薏苡仁（麸炒）、车前草、滑石、黄连、诃子肉、天冬、麦冬、槟榔。

【功效主治】健脾止泻，温中化痢。用于小儿脾胃虚弱，寒热凝结引起的水泻痢疾，肚腹疼痛，口干舌燥，四肢倦怠，恶心呕吐，小便不利。

【剂型与规格】颗粒剂，每袋装5g。

【用法与用量】开水冲服，一次2.5g（半袋），一日2次，周岁内小儿酌减。

【药理作用】

①为散剂，具加强、修复消化道黏膜的屏障作用，并能固定、清除、吸附各种病毒、细菌及其毒素，适用于各种腹泻。

②中药制剂，可调节肠道内环境的稳定，保护肠道内有益菌群，有利于腹泻的治疗。

【临床应用】治疗儿童因脾胃虚弱引起的腹泻，该药既止腹泻消除外在表现，又健胃脾巩固根本，双管齐下，标本兼治。

止泻灵颗粒

【药物组成】白扁豆、白术、陈皮、党参、茯苓、甘草、莲子、山药、薏苡仁、泽泻。

【功效主治】补脾益气，渗湿止泻。用于脾胃虚弱所致的大便溏泄，饮食减少，食后腹胀，倦怠懒言。

【剂型与规格】颗粒剂，每袋装 12g、6g。

【药理作用】

①调节膀胱压力：本品对排尿困难的疗效，高于尿频，认为可能不是使膀胱括约肌的张力增高、收缩力加强，而是通过减轻膀胱颈部的阻力，相对地升高膀胱内压的结果。

②改善糖尿病代谢及神经功能：改善代谢：方中地黄、山茱萸、茯苓有改善水液代谢的作用，进而可改善糖尿病患者神经组织的糖、脂肪、水液代谢；改善神经功能：对糖尿病患者本品治疗可有较强的扩血管作用，使手背和足背平均温度均升高，这可能是本品治疗糖尿病神经功能障碍有效的原因之一，而方中泽泻、茯苓、牡丹皮有抑制血液凝固和抗血栓作用，改善神经组织的血液循环。

【临床应用】慢性肠炎。

【用法与用量】口服，一次 12g；6 岁以下儿童减半或遵医嘱，一日 3 次。

【注意事项】

①服药期间忌食生冷、辛辣油腻之物。

②对本品过敏者禁用，过敏体质者慎用。

③本品性状发生改变时禁止使用。

枳实导滞丸

【药物组成】枳实（炒）100g，大黄 200g，黄连（姜汁炒）60g，黄芩 60g，六神曲（炒）100g，白术（炒）100g，茯苓 60g，泽泻 40g。

【功效主治】消积导滞，清利湿热。用于脘腹胀痛，不思饮食，大便秘结，痢疾，里急后重。

【用法与用量】口服，一次 6～9g，一日 2 次。

【剂型与规格】丸剂，每瓶装 36g。

至 灵 胶 囊

【药物组成】冬虫夏草。

【功效主治】补肺益气。用于肺肾两虚所致咳喘、浮肿等症，亦可用于各类肾病、慢性支气管哮喘、慢性肝炎及肿瘤的辅助治疗。

【剂型与规格】胶囊剂，每粒装 0.25g。

【用法与用量】口服，一次 2～3 粒，一日 2～3 次，或遵医嘱。

至圣保元丸

【药物组成】胆南星（酒制）、僵蚕（麸炒）、全蝎、蜈蚣、猪牙皂、天麻、天竺黄、青礞石（煅）、羌活、防风、麻黄、薄荷、陈皮、茯苓、甘草、琥珀粉、牛黄、冰片、珍珠、朱砂。

【功效主治】本品功效为祛风化痰，解热镇惊。用于小儿痰热内闭，外感风寒，身热面赤，咳嗽痰盛，气粗喘促以及风热急惊。

【剂型与规格】蜜丸，每丸 1g。

【用法与用量】蜜丸口服：1 岁以上，每次 1 丸；1 岁以下，每次 1/2 丸；1 日 2～3 次。

【药理作用】

①镇静、抗惊厥：僵蚕、全蝎、蜈蚣、胆南星、琥珀粉、天麻、钩藤、牛黄、珍珠、朱砂等均有不同程度的镇静和抗惊厥作用。动物实验证明：天麻多糖对小鼠自发性活动有明显的抑制作用；牛黄中的胆酸有镇静功用；全蝎的水煎剂对小鼠有镇惊作用。

②祛痰：胆南星、青礞石、天竺黄、薄荷、陈皮、甘草等有祛痰功效。

③镇痛：羌活、胆南星、薄荷等有镇痛功效。

④抗菌：牛黄、薄荷、防风、僵蚕、茯苓、甘草等有一定的抑菌作用。

⑤全方还有降压（钩藤起主要作用）、保肝、抗氧化、增强免疫功能（天麻、茯苓、防风）、解热（薄荷、牛黄、麻黄）等功用。

【临床应用】

①中医：痰热内闭或外感风寒引起的身热面红，咳嗽痰多，气促作喘，烦躁神昏，高热惊风，舌质红，舌苔黄，脉弦数等症。

②西医：急性呼吸道感染（上呼吸道感染、支气管炎、支气管肺炎、急性喉炎等）；急性神经系统疾病（流行性脑脊髓膜炎、脑炎等）引起的高热、烦躁、惊厥等症。

【注意事项】

①服药期间，忌肥甘厚味和腥味。

②适用于急性病，慢性病不宜应用。

③不宜超量或长期服用。

④如病原学明确，病情严重，应适当加用抗感染药。

炙甘草合剂

【药物组成】甘草（蜜制）、生姜、人参、地黄、桂枝、阿胶、麦冬、黑芝麻、大枣。

【功效主治】益气滋阴，通阳复脉。用于气虚血少之心动悸、脉结代。

【剂型与规格】合剂，每瓶装 100ml。

【用法与用量】口服。15～25ml/次，3 次/日。用时摇匀。

稚儿灵颗粒

【药物组成】党参、白术（麸炒）、茯苓、太子参、山药、地黄、当归、白芍（麸炒）、制何首乌、石菖蒲、远志（制）、五味子（制）等。

【功效主治】益气健脾，补脑强身。用于小儿厌食，面黄体弱，夜寝不宁，睡后盗汗等。

【剂型与规格】颗粒剂，每袋装 9g。

【用法与用量】开水冲服，一次 9～15g，一日 2 次。

【临床应用】

①临床资料：280 例厌食患儿，其中，男 164 例，女 116 例；1～3 岁 96 例，3～5 岁 78 例，5～7 岁 106 例，平均 4.3 岁；病程最短 3 个月，最长 3 年，平均 8.3 个月。

②诊断标准：参照中华人民共和国卫生部制定发布的《中药新药临床研究指导原则》及国家中医药管理局发布的《中医病证诊断疗效标准》中有关小儿厌食症的诊断标准确诊。临床表现均有不同程度的面色无华，神疲多汗，夜寐不宁等症状，或有喂养不当、进食无定量定时及偏食、嗜食生冷甜腻及零食杂物的因素。

③治疗方法：给予稚儿灵冲剂开水冲服，1～3 岁，每次

3～5g；3～5 岁，每次 5～10g；6～7 岁，每次 10～15g。一日
2 次。30 日为一疗程，一般用药 2～3 个疗程。观察指标及方
法：全部病例每周记录 1 次症状，于治疗前后测定体重、食
量。并选择同期健康儿童 30 例进行唾液淀粉酶含量、尿 D－
木糖排泄率、头发微量元素等测定比较。

④疗效判定标准：参照中华人民共和国卫生部制定发布的
《中药新药临床研究指导原则》及国家中医药管理局发布的
《中医病证诊断疗效标准》中有关小儿厌食症的疗效标准及有
关文献制定。痊愈：食欲显著增强，食量增加达正常健康儿
（超过或恢复病前水平），体重增加 ≥0.5kg，伴随症状消失，
各项实验指标基本恢复正常；显效：食欲明显恢复，食量增加
并恢复到正常水平的 3/4，体重增加 ≥0.25kg，伴随症状改
善，各项实验指标均有改善；有效：食欲有改善，食量增加但
未达到正常水平的 3/4，体重略增加，各项实验指标稍有改善
可变化不大；无效：食欲、食量变化不明显，伴随症状可有改
善，但体重未增加，各项实验指标无改善。

⑤疗效：疗效统计：痊愈 237 例，显效 19 例，有效 13
例，无效 11 例，总有效率为 96.07%。

朱砂安神丸

【药物组成】朱砂 200g，黄连 300g，地黄 200g，当归
200g，甘草 100g。

【功效主治】清心养血，镇惊安神。用于胸中烦热，心悸
不宁，失眠多梦。

【剂型与规格】大蜜丸，每丸 9g。

【用法与用量】口服，大蜜丸一次 1 丸；一日 1～2 次。

【注意事项】忌食辛辣、油腻食物。孕妇忌服，不宜多服
或久服。

珠　黄　散

【药物组成】珍珠、牛黄。

【功效主治】清热解毒，祛腐生肌。用于咽喉肿痛糜烂，口腔溃疡久不收敛。

【剂型与规格】散剂，每瓶装 0.3g。

【用法与用量】取药少许吹患处，一日 2~3 次。

珠珀猴枣散

【药物组成】茯神、薄荷、钩藤、双花、防风、神曲、麦芽、天竺黄、甘草、梅片、珍珠、琥珀、猴枣。

【功效主治】祛风清热，安神定惊，化痰顺气，开胃消积。用于小儿风热引起的发热，咳嗽痰鸣，不思饮食，烦躁易惊，舌质红，苔黄，脉浮数等症。

【剂型与规格】散剂，每袋装 0.3g。

【用法与用量】治疗一百日以内婴儿，每瓶分三次服；百日以上，1 岁以下，每瓶分 2 次服；1~4 岁，每次服一瓶；5 岁以上者，每次服 1 瓶半至 2 瓶；每日服 2~3 次。平时每周服 1~2 次，可保护婴孩避免疾病，健康活泼；如遇天时不正，气候失常，更宜每日服食一次，以求达到预防流行时病的目的。

【药理作用】用珠珀猴枣散（猴枣、金银花、天竺黄、防风、冰片、珍珠、琥珀、神曲、麦芽）治疗小儿痰热咳嗽，与用头孢克洛干混悬剂及必嗽平治疗作对照，经统计学处理，治疗组疗效优于对照组（$P < 0.05$）。

【临床应用】目的观察珠珀猴枣散治疗小儿痰热咳嗽的疗效。方法：将 112 例符合支气管炎诊断的痰热咳嗽患儿分为试验组和对照组，试验组予珠珀猴枣散，对照组予抗生素。结果：试验组在临床主症及肺部体征改善方面均优于对照组。结论：珠珀猴枣散治疗小儿痰热咳嗽有较好疗效。

【注意事项】

①婴孩宜戒食生冷、油腻、煎炸、燥热等食物。

②本品处方中含朱砂、雄黄不宜过量久服，肝肾功能不全者慎用。

驻 车 丸

【药物组成】黄连 360g，炮姜 120g，当归 180g，阿胶 180g。

【功效主治】滋阴，止痢。用于久痢伤阴，赤痢腹痛，里急后重，休息痢。

【剂型与规格】丸剂，每 50 丸 3g。

【用法与用量】口服，一次 6~9g，一日 3 次。

【注意事项】湿热积滞、痢疾初起者忌服。

滋心阴口服液

【药物组成】麦冬、赤芍、北沙参、三七。

【功效主治】滋养心阴，活血止痛。用于心阴不足，胸痹心痛，心悸，失眠，五心烦热，舌红少苔，脉细数；冠心病、心绞痛见上述证候者。

【剂型与规格】口服液，每支装 10ml。

【用法与用量】口服，一次 10ml，一日 3 次。

紫 雪 散

【药物组成】羚羊角、水牛角浓缩粉、麝香、朱砂、玄参、玄明粉、沉香。

【功效主治】清热镇惊，除瘟开窍。用于邪热不解，重感伤寒，传入心包所致的神昏谵语，狂躁不安，颈项强直，头昏脑涨，咽痛口渴，面赤腮肿，大便干燥，小便赤黄，急热惊风等病证。临床主要用于外感热病的急性脑炎、乙型脑炎、中毒性菌痢、急惊风等。

【用法与用量】口服，一次 1.5g，小儿遵医嘱。

【注意事项】孕妇忌服，忌食辛辣油腻。

【剂型与规格】散剂，每瓶装 1.5g。

【药理作用】现代研究证实，紫雪散主要有解热、镇静、抗惊厥等作用。故临床用于外感热病所致狂躁惊厥等病证。

涤 痰 丸

【药物组成】牵牛子（炒）150g，大黄 500g，黄芩 150g。

【功能与主治】清热化痰，开郁化痞。用于痰火郁结，气急疯痫，湿热咳嗽，胸满作喘，痰涎壅盛，大便燥结。

【用法与用量】口服，一次 6g，一日 1 次。

【注意事项】孕妇忌服。

【剂型与规格】丸剂，每 50 粒 3g。

药名笔画索引

一 画

二 画

三 画